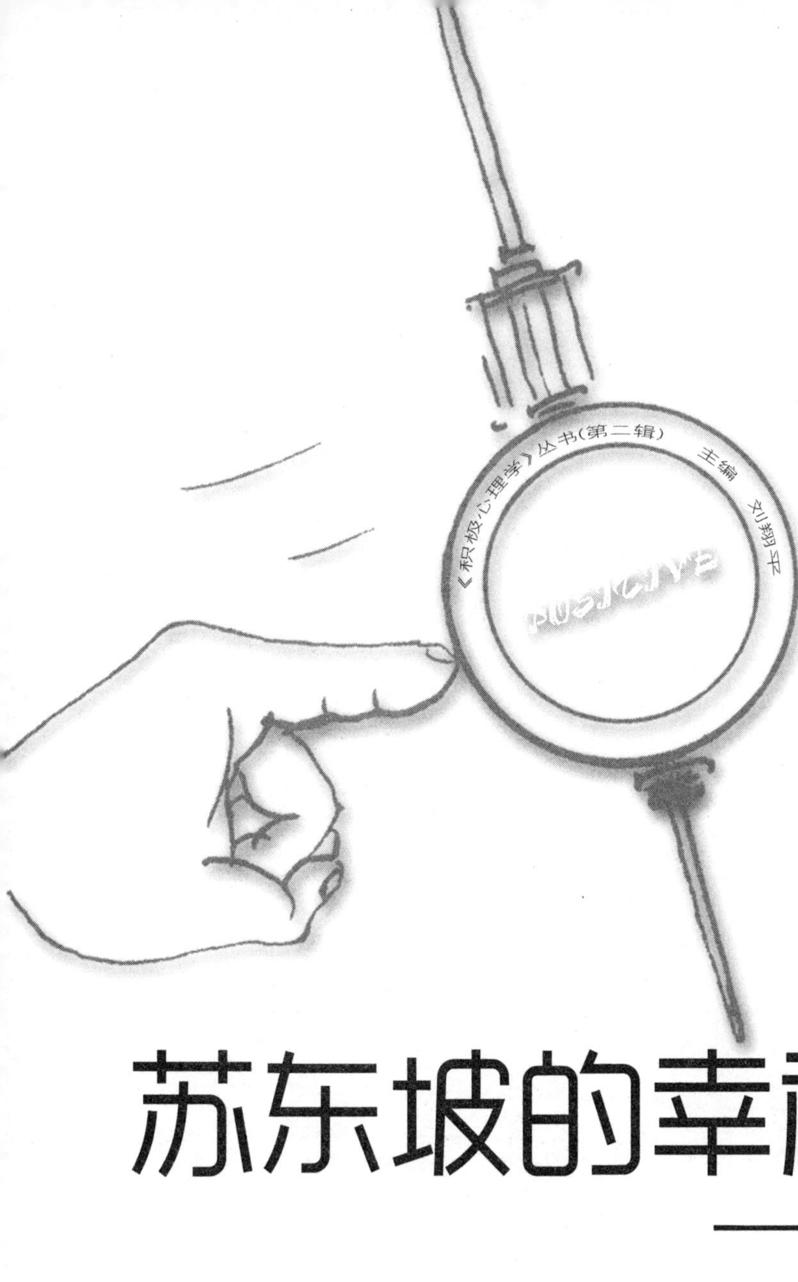

苏东坡的幸福人生

——东坡心理传记

李锦 著

江苏凤凰教育出版社
Phoenix Education Publishing, Ltd

图书在版编目（CIP）数据

苏东坡的幸福人生 / 刘翔平著. -- 南京 : 江苏凤凰教育出版社，2014.10
（积极心理学丛书）
ISBN 978-7-5499-4498-9

Ⅰ. ①苏… Ⅱ. ①刘… Ⅲ. ①心理健康—研究 Ⅳ. ①R395.6

中国版本图书馆CIP数据核字(2014)第252100号

书　　名　苏东坡的幸福人生——东坡心理传记
丛书主编　刘翔平
作　　者　李　锦
责任编辑　严明瑗
出版发行　凤凰出版传媒股份有限公司
　　　　　江苏凤凰教育出版社(南京市湖南路1号A楼　邮编210009)
苏教网址　http://www.1088.com.cn
照　　排　南京紫藤制版印务中心
印　　刷　镇江中山印务有限公司(电话0511－86917816　86917818)
厂　　址　丹阳市朝阳路1－3号
开　　本　787毫米×1092毫米　1/16
印　　张　8.5
版　　次　2014年10月第1版　2014年10月第1次印刷
书　　号　ISBN　978－7－5499－4498－9
定　　价　18.00元
网店地址　http://jsfhjycbs.tmall.com
新浪微博　http://e.weibo.com/jsfhjy
邮购电话　025－85406265,85400774 短信 02585420909
盗版举报　025－83658579

序

积极心理学：当代人的精神救赎

积极心理学不仅是代表着从对病态心理的研究偏好到对以人的积极心理品质为重要内容的完整人研究的重要学术转向，而且也代表着一种人性高峰和生活理想追求的价值观。尤其针对当代我国社会转型时期精神价值方向的迷失、功利主义和实用主义占主导价值的现状，积极心理学更像一股纯净的清泉，具有荡涤心灵的作用。

积极心理学所倡导的积极品质原本就存在于人的心灵中，是人类大脑进化的产物，但这些美好的品质由于在物种进化过程中出现得较晚，是人类近几千年进入文明时代的大脑新功能，所以不像焦虑、抑郁、愤怒等消极品质那样具有进化数万年，甚至数十万年的本能性，而是如马斯洛所说的为“似本能”或“类本能”，也就是说，是半自动化的或非自动化的、接近中性的、不太强烈的心理品质，很容易受到不利环境的抑制，需要后天挖掘和培养。人类的积极心理品质需要充分安全的环境和相对富裕的物质生活条件才会充分显现出来。消极情绪的本能性对应着特异的行为模式，如恐惧使人逃跑，愤怒使人搏斗，而积极心理的似本能性并不对应特殊的行为模式，如满意和幸福感使人宁静，它们没有引起特殊的行为模式，所以人们不容易认为它们是人类本身具有的心理品质，而是倾向于认为它们仅仅是一些理想主义的传说或者道德说教者的杜撰。人们被经验蒙蔽，更倾向于认为享受、竞争、贪婪、嫉妒、焦虑、抱怨才是真实的情绪和真实的人性，“我多你少”“我赢你输”的短缺经济学的马太效应才是生命的真谛。两百年前边沁提出的享乐主义的价值观如此深入人心，以至于一些当代人唾弃利他、宽容、感恩、希望、乐观等人性的高级品质和高级需要，人们不知，这些实用主义的和功利主义的价值观并未能使人远离动物本性多远，跟着感觉走并不会导致真正的大幸福。

经济发展本身不是生活的目的，更不是什么唯一最高的硬道理，GDP只是实现人的生活全面幸福的手段。如果经济发展了，人们步入小康生活，而抱怨和精神痛苦却日益增加，像富士康公司那样出现了所谓的“十几跳”的自杀现象，经济的发展就不是什么硬道理，而是痛苦之源和罪恶之源了。经济发展的唯一目的是让人们过上幸福的生活，而积极心理学研究发现，这种幸福生活却是一种主观感受和意义感。也就是说，人们仅仅是为主观的某种满意的感受而活着。当然我们也不否认高楼大厦、汽车电脑对于幸福生活的作用，但这些作用必须化做某种人的主观幸福感受来衡量才有其真正的现实意义。

当处于社会转型时期的人们精神空虚的时候，当改革开放时期的人们对人的高级本性出现全面怀疑的时候，当人们面对什么都不信的精神困惑的时候，当代积极心理学应当也有能力提供灵魂的救赎之路。

首先，当代积极心理学具有可信的资料来源，这就是科学方法论的基础。当代积极心理学起源于20世纪90年代的实证研究，是从实验设计、数据的收集中产生的。如赛利格曼的习得乐观就是沿袭了其习得无助的研究成果，是经过反推而精心提出的研究模式。人类历史上有关人的高级本性和什么是高质量的生活曾经产生过不少学说和理论，但大多数与宗教和哲学有关。20世纪50年代，以马斯洛为代表的人本主义心理学曾经就高级人性进行了系统的诠释，可其观点仍然只是停留于论述和思辨，只有当代积极心理学将这种理论和学说置于科学实验的检验之上，也是唯一将对高级人性和心理品质进行科学检验的学科。由于在高级的人性和心理品质领域，思辨和宗教一直占据统治地位，这种被科学检验的理论应当更加容易被当代人所接受，填补精神信仰的空白。因为，在当代社会，科学精神深入人心。

其次，当代物质文明极大发展，解决了衣食住行等温饱问题，富裕起来的社会为人积极品质的实现和开发提供了切实可行的条件。基本需要满足的人才能产生高级的需要，才有资格触摸高级的人性。传统社会处于短缺经济学统辖之下，由于生产力低下，不能实现共同富裕，只有遵循竞争法则，我有你没有，我多你就少。由于资源有限，人们追求利益最大化，将有限生命投入到享受中去，最大限度地享受生活。所以，边沁的享乐主义和功利主义成为主流价值观。当代相对富裕的社会满足了人的低级需要和低级本性，满足了生理和安全的需要后，使人们有资格开发高级本性，追求个性化的理想生活目标。经济发达所要求的积极人性与传统竞争社会中的人性不一样，这些积极的品质遵循着物质极大丰富的富裕经济学的原则，使人认识到人性的丰富及人与人之间的合作与联结，从而追求高质量的生活方式。体现为他人很重要，即我好并不妨碍你也好，我积极并不妨碍你积极，我的幸福和宽容并不妨碍你的幸福和宽容，反而是一种相互促进与增进。在高级人性和高级需要层面上，我越是成为我自己，越是实现了这些需要，就同时意味着他人也越是幸福的，越有可能实现了高级需要。高级的人性本质上是利他的、利社会的，是双赢的模式。

那么，这种被科学所检验了的积极心理学宣扬什么样的主要观点呢？说来具有戏剧性，这些人生的高级心理品质和积极情绪及其价值是与中国传统文化相吻合的思想，也是两千年前古人提出过的思想，即追求真、善、美、勇、忍、义、礼、达等高尚人格特点及这些高级需要的行为表达。其目标为：使人成为一个高尚的人、一个纯洁的人、一个脱离了低级趣味的人、一个有益于人民的人、一个乐观的人、一个有创造力和想象力的人、一个有爱心的人、一个宽容的人、一个具有感恩之心的人、一个专注于做事和享受做事过程的人、一个有梦想的人、一个具有抗逆力的坚强的人，总之，具有一切积极美好品质的人。

具体来说，积极心理学关注如下主题，我们的丛书也是围绕着这样的主题来设计的。

第一是积极情绪的作用和规律。传统心理学只重视消极情绪的研究，而积极心理学首次发现了积极情绪的扩展-建构作用，积极情绪使人产生创造性和利他行为，使人加强联结，认知更加灵活，并勇于追求梦想。所以，我们设计了幸福感和积极情绪的力量这两个选题。

第二是积极的认知。积极心理学另一个重要的研究领域是积极的认知，包括乐观与希望，即从积极的角度分析问题、解决问题。乐观侧重于对未来的积极信念和解释，而希望则更加着重把信念与行为、期望与实现期望的途径结合起来，更具有可操作性。结合乐观研究，我们还设计了心理韧性这个选题。心理韧性又叫复元力，主要关注一些人为什么容易从逆境中恢复，这些人具有什么样的特点。这也与积极的认知和积极的应对有关。

第三是积极的关系。积极心理学认为，他人很重要，积极意味着实现和表达人性的善良。这个方面，我们推出了两个重要选题，一个是感恩，另一个是宽容。积极心理学并不是倡导个人享乐与幸福，因为人生的意义并不是享乐与幸福，而是和谐与丰富、有意义和有价值。而人生的积极意义一定离不开他人，人的重要需要都有赖于他人，所以人际和谐是积极心理学最为重要的内容。

第四是美德与优势。积极心理学相对于强调人性病态和缺陷的传统心理学，更加重视人类的优势与美德，主要研究积极的人格特点和行为优势，强调开发人的潜能和价值。所以本丛书也包括人格优势一书，这是国内的第一本有关著作。

本丛书将全面而系统地描述上述这些高雅的、令人圣洁的积极心理学理论。目前，虽然国内出版了一些同类选题的书籍，但与之相比，本丛书仍然具有其特点。第一，目前已有的书，多是翻译国外的作品，虽然原汁原味，但由于缺少国内学者的整合和组织，写作表达风格不一定适合中国的读者。其次，一些国内作者写的通俗书籍过于随意发挥，把个人的观点和思想强加给了积极心理学，不能代表当代积极心理学的研究成果。第三，目前同类书籍缺少系统性，多是从某一主题出发展开论述，不能使人全面了解积极心理学。本丛书正是试图弥补上述不足，以当代积极心理学的研究成果为基础，加上本土学者的理解和思考，力图实现语言和思维的中国化，力图使人们了解积极心理学的思想精髓和全貌。

由于本丛书试图让普通人了解积极心理学观点，所以省去了一些所引用的科学研究成果的来源，但基本尊重原作者的观点，对这些献身于积极心理学研究的学者名字都没有进行任何省略。在此，希望得到学界谅解，并对这些积极心理学的开拓者和研究者表示深深的感谢。

刘翔平

目　录

第二部分　何为苏东坡

第三部分　若为苏东坡

前　言

明星诗人的幸福生活

21世纪的今天，是个明星泛滥的时代，你方唱罢我登场。

明星们是全方位打造自己闪亮形象，从而站在大众最前沿的超级演员。所谓“明星人格”，就是指这个特殊群体共有的一种人格特征，这种人格以不惜一切代价让自己醒目耀眼为特征。具有这样人格的人，通常有“人来疯”的特点，即人越多情绪越高涨，兴奋度随着被关注度而变化，没人关注比死了还难受，抑制不住性格中的热血沸腾，一定要出头露脸才心甘。他们是如此的爱出风头，挨点唾沫、砖头甚至炸弹对他们来说都是家常便饭，想想一代名伶阮玲玉香消玉殒（当然也得承认那个时代和现在的时代没法比），看看艳照门事件幸存的某些明星们重又恢复花天酒地、潇洒江湖，就很容易明白什么才叫壮硕的明星人格了。

具有爱秀的明星人格的人，势必招致更多的打击，老话说得好，木秀于林风必摧之。不仅高出一般人一大截还要使劲抻长脖子，不打击你这么显著的目标打击谁去！在中国，高调一直不算很安全经济的做法，所以，具有明星人格的人要想存活得好还得搭配强健的积极的韧性。具有明星人格的人其实有很蓬勃的生命力，像诗中所说，“野火烧不尽，春风吹又生。”他们不是只适合于很小的某种温度和湿度范围、只开一季的鲜花，徒有华丽的外表、内心不堪一击的软弱；他们是有土壤就可以生存、遇到寒冷恶劣的环境就蛰伏、失掉身体也要留下种子等待春风化雨、重回人间；今年生、明年还可以再生、生生世世不停歇的野草！而且还很美很有看点！

江湖年年有，斗争从来不会停止，明星其实不是今天的产物。文化丰盛、思维活跃的年代，最容易出明星。如果仔细观察苏东坡，你会发现他也具备这种明星人格。东坡生在宋代，距今已经超过一千年，能千古留名的人，他的人格也一定不凡。苏东坡是个诗人，其实诗人这种职业，不是男人的主流事业，算是副业。所有诗人恨不能都带有明星的特点：琴棋书画无一不精，走在时尚前沿、潮头浪尖，人人都风流潇洒，能与各路名媛交往，他们所作的那些荡气回肠、缠绵悱恻的诗句，基本相当于现在的打榜金曲，在上流社会口口相传。人人都以能吟唱这样的诗文为荣，以能一睹诗人的真容为快。

东坡这个诗人很明星。首先他在外表上独出心裁，引领潮流，而且做得相当巧妙。他不甘于戴和大家一样的帽子，自己花点心思改良出一顶高帽，就一下子醒目于人前了。戴上这顶帽子既能让他的身材显得更加魁梧，又能让人感觉这位的确很有学识，有与众不同的气质。当时这种帽子被大家争相模仿、广为流传，火爆程度超出了现代的透视装。它叫做“子瞻帽”（东坡字子瞻），就像现在某些特供的时装以时装大师命名一样。

其次，东坡喜欢语不惊人死不休，炫到极致才疯狂。他不分场合、不看对方是谁，喜欢在大庭广众之下大放厥词，比如点着皇帝的鼻子指责他不懂用人啥的。再比如当场讽刺理学家、道学先生朱熹，说他那一套都是阴沟里的臭垃圾，这可是人家的立身之本啊！怎么能被你那么轻易就说个体无完肤呢？打人不打脸，特别是不能把人家最得意的踩在脚下，在把大家都逗得哄堂大笑之时，也是你把人得罪惨了、恨得你牙根痒痒之际啊！

果然，东坡这浓墨重彩的一生，也伴随着无数的羡慕嫉妒恨。谁让东坡具有人来疯的一切特质，人越多，越兴奋，完全不计后果地炫耀自己的才气和品味，招来无数妒恨的眼光甚至毒箭；喜欢聚众饮酒，虽然自己并不大会喝酒；喜欢游玩热闹，一旦门前冷落，就觉得失落孤独。他活着，就是要不同凡响，像堕入人间的仙鸟，总是时不时以优雅自恋的姿态整理着优美的羽毛，以一副洋洋洒洒的风范站在高高的舞台上，像一匹脱缰的野马一样难以控制，为此失掉高官厚禄也在所不惜。

可是，如果你能再耐心地研究琢磨他一会儿，就会慢慢被他明星人格中所包含的韧性与积极所打动和震惊，这是一种能对抗积毁销骨的流言的顽强生命力，是让宏伟的大千世界中个体能够顶天立地的人性根本，是人类得以生存的流光溢彩的宝贵遗产。这种积极隐藏在显赫于人前的洋洋得意的才气、五彩斑斓的爱好、略显轻薄的玩笑之后，越发显得弥足珍贵。这样宝贵的人格，让东坡收获了独具个人特色的幸福人生。

据说钻石是世界上最坚硬的东西，但照样还是可以用钻石做成的工具打磨它。没有人可以完全不受外界影响，永远毫发无损地独活。东坡最难能可贵的就是经历了那么多外力的干扰，竟然还能保持高调得意的作风、快乐潇洒的气质，永远积极而且充满希望地活着。人存活于世，想要保住自己的根本，在风霜雨打、山崩地裂前都能保持本色和活力，不屈从于岁月这把杀猪刀将自己修理得面目全非，必得有信念，有方法，而最最根本的信念莫过于对待世界、行走人生的态度。一个人的心胸有多大，他的世界和人生就有多大。你要是只怀揣半亩地，就别指望能在里面又跑马又收获果子。东坡终其一生没有放弃过自己的根本，其首要根基就是感恩和宽容，也正因为如此，他才能经历如此多的坎坷之后，依然能不被愤恨不平劫持心智、不会视野狭窄只看眼前的这一点，也才有可能放眼更美好的未来，扩宽自己的人生幸福之路。

除了根本的人生态度，看世界的思维方式和视角也很重要。你对未来是怎么看的？你对现在发生的事情又是怎么想的？困在矿井里的人，暗无天日，好几天没有吃的甚至连水都没得喝，谁最有可能扛到最后获救？不是那些体力最强的人，而是那些求生欲望最强的人，他们最渴望能活下来，也最坚信自己有活下来的可能，结果真的就心想事成了。乐观的东坡收获了积极情绪，也赢得了最多的积极关系，这些都是他幸福人生的源泉。

面对生活层出不穷的难题，你有没有解决之道？两个势均力敌的人打架，你给我一拳，我踢你一腿，一来二去也就差不多扯平了，谁也不吃亏占便宜，没啥可郁闷的，也就没什么问题需要进一步解决了。可是如果对手是即使你拼尽全力也无法抵挡的呢？一个在天，一个在地，你只有接招的份儿，没有打回去的可能呢？或者即便打回去也于事无补，只是自取其辱、徒增烦恼，啥也解决不了呢？如果你的对手是和天一样高的皇帝以及以他为首的一整个势力集团呢？有时生活中的一些挫折和磨难，根本就让你回击无力，如果采取压抑、否认等不合作抵抗形式的防御机制，表面上似乎能解决问题，实际上却可能会造成冰山下深层次的伤害而表面上又意识不到，那反而更加危险了。所以，成熟的防御机制一定是不能伤害自己，又能根本解决问题、不留隐患的。东坡的积极防御机制还真是完善，利他、合群、积极幻想,幽他一默最好,幽默不成还有高大上的升华,化悲痛为力量,化愤怒为诗篇,不但不在灾难中毁灭,还能在灾难中新生。挫折和坎坷不但打不倒他,反倒成就了一代英杰苏东坡。

比李白下得厨房,比杜甫秀得国画;比王安石懂得女人,比司马光会做建筑;琴棋书画、诗词歌赋无一不精;历经坎坷,但永远屹立不倒;饱受磨难,却能潇洒人生——这就是千年一回、风华绝代的明星诗人苏东坡的幸福生活。

第一部分
生为苏东坡

我们不得不承认，人并不是生来就平等的。有的人天生俊美非常，而有的人却丑陋不堪；有的人生来音域宽广，有的人却五音不全；有的人性格开朗大方，而有的人自小就羞涩封闭。遗传基因的不同，生存环境的差别，人生经历的迥异，造就了不同的人格。

苏东坡是个衔着金钥匙诞生的幸运儿，生而不凡。何出此言？您只要看看东坡的一生就明白了。

第一，东坡和其父苏洵、其弟苏辙并称“三苏”，唐宋八大家之三。一家人出一个才子就很可称道了，而苏家一下子就出了三个大家，能在唐宋这样高人辈出的年代独占鳌头，这样的家庭谁能比得了？遗传基因一定不一般啊。

第二，东坡多才多艺，触类旁通。他一生在诗、词、书、画方面均有很高造诣，都属于创立门派的学术带头人级别，甚至在建筑上也显示了极高修养，杭州著名的苏堤就是他在治理西湖时所筑。西方的汉学家最爱研究苏东坡，在他们心目中，没有一个传统文人能够像苏东坡这样得到肯定和重视。因为他的身后留下了一个浩瀚渊深的“苏海”，几乎囊括了中国传统文化的各个领域。他有着能代表中国文人的典型人格。而且，艺术天才绝不可能是单凭后天努力就可以获得的，一定有从娘胎里带出的植根骨子里的仙气。这必然是一位天赋卓绝的人啊！

第三，东坡还是个美食家，宋人笔记小说里有很多关于他发明美食的记载。时至今日，东坡肉的美味依然能绕梁三尺，还会让物质生活已经如此丰富的人们垂涎三尺、回味无穷。隔了千年的时空，还能以这样的方式存留在人世，让人兴高采烈地记住他，还不足以说明问题吗？他最可贵的一点就是接地气，这一点在那个上得天、下不得地的理学家和圣人流行泛滥的年代尤为可贵。他能把艺术的创造性发挥到最凡俗、最现实的领域中来，上得厅堂，下得厨房，这就使得他怎么看都是个活生生、鲜亮亮的人。这人不一般，懂生活的真谛、明白该怎么活的人心态必定很好。东坡肉绝对是可以配得起中国千古流芳的诗词的！

第四，身为如明星般绚烂的通才，大家想他一定仕途辉煌、功绩闪耀吧？谁能想到他因写下的诗句被打入牢房，差点丢了性命呢！苏东坡一生并不顺遂，他曾经历过牢狱之灾和三次大的流放，遭受挫折和拒绝成为他仕途的主旋律，但他并没有悲观抑郁、消沉终老，反而直面人生，活在当下。他幽默风趣，活泼外向，乐观豁达，积极热情，蓬勃的生命力让他在困境中也能甘之如饴。这样的人格，如果没有先天的气质支持，是很难说得通的。

不错，东坡得天独厚，能兼济天下，也能独善其身。他天生就有着很多积极的人格特质，这些特质在后天合适的环境中被激发和成长，最终形成他积极的人格。他能经历风雨雷劈，还能时时体会到人生的幸福，就是靠着这强大的人格做支撑。几乎所有的积极心理学范畴的名词都可以在他身上得到验证和解释，他简直是积极心理学不可多得的鲜活样板和字典。

1 天下谁人不识君：苏东坡小传

苏轼(1036—1101)，字子瞻，自号东坡居士，世称苏东坡。他北宋年间诞生于四川眉山一个文学世家中，和其父苏洵、其弟苏辙并称“三苏”，唐宋八大家之一。他一生诗、词、书、画均有很高造诣，现存诗词二千七百多首，文四千多篇；他在建筑上也显示了极高修养，杭州著名的苏堤就是他在治理西湖时所筑；他还是个美食家，宋人笔记小说中有许多关于他发明美食的记载。

1.1 童年与青少年

眉山是个以荷花闻名的地方。四川人以吃苦耐劳、善辩、自信、能自治而知名。苏东坡生在一个小康之家。东坡的祖父年轻时高大英俊，健康强壮，爱喝酒，为人豪爽慷慨，对儿子(也就是东坡的父亲)并不强求考取功名。东坡的父亲苏洵，就是《三字经》里提到的“二十七，始发愤”的“苏老泉”。生东坡的时候，父亲年纪已经不小，因为有了儿子，父亲更加感到责任在身，深悔浪费了少年时光，自此发愤读书，进京赶考，虽然在仕途上并不十分得意，但在文学界获得了很高的声誉。

东坡的父亲沉默寡言，思想独立，个性有些古怪但很聪明，对两个儿子寄予了厚望。父亲喜欢躺在长椅上闭目听两个儿子读书，东坡本人日后也经常卧听儿子读书。东坡家中很适合培养文学倾向强烈的少年，图书室里堆满了各种书籍。从个性上说，小儿子苏辙性格有些像父亲，谨言慎行，安稳保守；而东坡的个性更豪放大胆，活跃开朗。后来，苏洵在《名二子说》一文中曾表露了对东坡性格的认识和忧虑，“轼乎，吾惧汝之不外饰也”，担心他过于直白不知掩饰。东坡后来也曾说自己常常口无遮拦，觉得某一件事不对，就像在饭菜里发现一只苍蝇，非吐出来不可。弟弟曾警告他应该注意谈话的对象，而东坡十分相信别人，不管和谁说话，都爱直言吐露内心的秘密。对密友，东坡还时常嘲弄和恶作剧，乱开玩笑。两兄弟文风也不同，弟弟的文采不如哥哥，但作品内容却非常有深度，使他成为独具一格的大文豪。这样不同的两兄弟，感情却很好。在东坡数十年的流放岁月里，一直与弟弟肝胆相照，彼此惦念，东坡很多诗句都是因思念弟弟所写，比如在密州想起未能见面的弟弟，就写出了史上最好的中秋诗——“明月几时有？把酒问青天。……人有悲欢离合，月有阴晴圆缺，此事古难全。”

东坡的母亲程夫人受过良好家教，对少年时代的苏东坡进行了悉心的教育。东坡从小就聪颖好学。有一次母子二人同读《后汉书》中范滂的传记，后汉时期政权落入宦官手中，贪污、敛财和滥捕盛行，忠贞学者一再冒死进谏，却遭受酷刑逼供和杀害。范滂也是其中一位，他英勇赴义但无怨无悔，其母大义贤明，从不埋怨儿子。东坡问母亲：“如果长大后变成范滂，您容许吗？”母亲答道：“你能当范滂，我就不能当范母吗？”

东坡六岁入小学，十岁就写过不少佳句，十一岁进入城西寿昌院，从学于刘徽之。刘尝作《鹭鸶诗》，末联“渔人忽惊起，雪片逐风斜”，颇为自得。东坡却认为“逐风斜”未能写出鹭鸶归宿，不如“落蒹葭”，使刘徽之有“吾非若师也”之叹。东坡十分用功，逐字抄写所有的古文和断代史，积累了大量的文学和古籍知识。他很早就开始学习写诗，并表现出广泛的兴趣，对诗经、孔孟、老庄、楚辞、李白、杜甫、韩愈等都全面涉猎，博观约取；少年时代还常常以琴棋书画自娱，在书画方面下过苦功。

为保证儿子能娶本乡本土的女子，父母在东坡和弟弟进京赶考前安排了他们的婚事。东坡十九岁，娶了十六岁的王弗。王弗现实、明理、能干、聪颖而沉静，对东坡关心体贴无微不至。有一次，在东坡沮丧、不耐烦的时候，王弗就说，整天闷坐呆想有什么用呢？来，我给你弄酒喝。不幸她在二十六岁就病逝了，十年后，东坡写下著名的《江城子·乙卯正月二十日夜记梦》悼念亡妻，其中末两句尤为真切感人，“料得年年肠断处，明月夜，短松冈”。

东坡的父亲一向支持简朴的文风，反对当时流行的华丽风格。等到后来东坡进京赶考时，礼部主试欧阳修已决定改革文风，凡作品虚化空洞的都不录取。东坡参加殿试的文章，主试欧阳修最为欣赏，“惊喜以为异人”。但欧阳修误以为此文是他好友曾巩所写，为了避嫌将它由第一名改为第二名。欧阳修当时是学术界最受敬爱的泰斗，博取他的好感，是读书人共同的心愿。欧阳修后来对同事说，读苏东坡的信，我全身喜极流汗。我应当隐退，让这个青年出人头地。还对儿子说，三十年后没有人会谈起我。苏父的文章也经欧阳修的荐举而名震天下，于是，“三苏”之名天下传扬，“时文为之一变”。嘉祐二年（1057），东坡又通过殿试，被点为进士，时年方二十一。

正当东坡充满成功的喜悦时，家中传来噩耗，母亲程夫人病故。这时东坡正要做官，但根据儒家的规矩需守丧二十七个月才能复职。守丧完毕，苏父带着两兄弟夫妻向京师出发，由长江顺流而下，一路欣赏湖光山色。他们在江陵下船，换车走陆路进京，两兄弟一路写诗，收在《南行集》里。东坡的很多好诗都是在陆路上写的，它们注重音乐、曲调和气氛，韵律丰富，形式也变化多端。其中《上堵吟》追忆孟达因两位手下不才而失去沃土的经过，其中有两句："君悲竟何事，千里金城两稚子。白马为塞凤为关，山川无人空自闲。"

1.2 青壮年

东坡再度进京后，被任命为河南省福昌县主簿，但并未赴任。在欧阳修的荐举下，他又参加了秘阁的制科考试。在这次考试前后，东坡写下了多篇文章，全面提出自己的政治主张。这些文章的内容是青年苏东坡在仁宗时期政治思想的集中体现，反映了他对当时政治现实的态度和看法。他认为北宋王朝表面升平，实则危机四伏，社会现实乃是"有治平之名而无治平之实"。他对现实的批评极为犀利，"直言当时之过，无所委屈"，甚至还公然指责仁宗无所为，"未知勤""未知御臣之术"，体现了鲜明的态度和正直的性格。当时的北宋，土地兼并，机构臃肿，皇室糜烂，再加上辽、夏的进逼和朝廷的妥协，朝廷有识之士纷纷提倡改革。东坡的政治主张也是顺应这股时代风潮的，他主张变革，提出了一系列的改革措施。公元1058年，王安石上书仁宗，系统地提出了改革方案。东坡在如何改革和变革的步骤上，与王安石的看法颇有分歧，他不主张激变，而崇尚微变、渐变，反对"鲁莽从事"。

东坡在制科考试中取得了极大成功，"入三等"(宋朝建国以来，"入三等"仅有二人)，被任命为大理评事签署凤翔府判官，这是他从政的开始。他在凤翔共四年，公元1065年回到京师，入判登闻鼓院。同年，苏轼的妻子在京逝世；第二年(1066)，父亲病故，东坡携弟返蜀服丧。1068年，东坡服丧期满，娶王弗的堂妹王闰之为妻。同年12月，再次携弟返京，从此再未有机会踏上故土。

1069年2月，东坡回到京城时，朝廷政局已发生巨大变化。二十岁的神宗继位，他年富力强，很想有所作为，在他的支持下，变法活动紧锣密鼓。王安石建立了变法机构，全面推行均输法、青苗法、免役法、市易法、方田均税法等新法。东坡在仁宗时就提出过变革主张，但在如何变法问题上与王安石存在分歧，随着东坡政治地位的提高和变法真正被提上议事日程，他与王安石的冲突就不可避免了。

王安石迅速、大量地提拔了一批地位卑微但表示紧跟变法的人物作为变法派的依靠力量，被称为“新党”，反变法者如司马光等则纷纷与王决裂，有的被迫下台，有的出任外职。在这场变革中，东坡虽然与那些因循守旧不支持改革的旧党不同，但出于一贯的政治主张也对王安石的主张不满，他认为“天下之所以不大治者失在于任人，而非法制之罪也”，反对设置变法机构三司条例司，反对农田水利法、青苗法、免役法等，认为“所行新政皆不与治同道”；反对王安石推行的激进的改革，认为“慎重则必成，轻发则多败”。他鄙视新党的人和事，把这些称作“小人招权”，“怀诈挟术，以欺其君”。东坡的变法主张有其思想的一贯性，而且“自知其不容于世”亦不改变。

这场变法尽管遭到了很多阻碍，由于是客观有此需要，且得到了皇帝的支持，便基本上按王安石的主张推行下去了。当时高官都已去职，时机对东坡不利，但他还是写了著名的九千字的《上皇帝书》，最后一次奋不顾身劝皇帝改变意思。他知道自己这样做，若不遭大祸，也会被免职。此书的主要论点，就是孟子所说的君权民授，警告皇上要靠人民的支持，要容纳异见和批评，认为君主如果不让人自由发表意见，怎能得到民心呢？自盘古开天地以来，没有两个人看法会完全一样。在书中，东坡劝皇帝不要用权势逼人民屈服，论述不合人道的刑罚问题，多亏了这封信，宋朝才没有恢复酷刑；他还指出商业瘫痪，价格高升，民心沸腾等问题，希望皇上能看到国内的矛盾与斗争。东坡此书内容渊博，说理有力，见解深刻。这封信没有回音，据称王安石看了这封信气得面色铁青，浑身发抖。三个月后东坡又写了一封信，由此皇帝下令禁止强摊贷款，但不打算废新政。皇帝有心接受他的劝告，但奸佞小人却打算找些莫须有的罪名来整他。苏东坡被免职。

1071年，东坡36岁，在郁郁不得志中通判杭州。在杭州做两年多的地方官期间，东坡没有消沉，还是很有建树的。他组织捕蝗、赈灾、抗洪水、修堤坝，深入下层，了解民众的生活实况，为杭州人民办了不少好事。他当然不能不执行新法，但往往灵活加以利用，因法以便民。东坡对农民有着甚深的同情，亲眼看到新法给百姓带来的恶果，并为此写了不少诗句，如“眼枯泪尽雨不尽，忍见黄穗卧青泥”，也写了不少抗议诗，语带尖酸和讽刺，如“兽在薮，鱼在湖，一入池槛归期无”，写了狱中遭鞭打的犯人和被连累入狱的妻子儿女，这些诗日后给他惹了麻烦。

杭州是个风景秀丽的地方，东坡在这里写下了最著名的吟咏西湖的诗句：“欲把西湖比西子，淡妆浓抹总相宜。”现在世人称颂他以独特的艺术家的眼光在美化西湖方面起了画龙点睛的作用，杭州十景就包括东坡在湖心小岛开发的“三潭映月”；他还建造了苏堤，遍植柳树，四周种满了荷花，让这里成为杭州游乐者最大的散步场地。当时西湖到处覆盖着野草，湖面不断缩小，东坡决心要整理西湖。他上书太后，说明开浚西湖的五个刻不容缓的理由，结果太后给拨了款，加上他自己筹到的钱，东坡花了四个月修湖。安置挖出来的野草和泥土成了大问题，东坡灵机一动，决定用它们来建长堤。长堤是直线，缩短了距离，让这里变成了美丽的漫步场所。如何使西湖永不长葑草也是个问题，东坡想到一个妙计：把湖面开垦出来给农民种菱角，农夫自然会定期除草。当地人民把西湖中的一座亭阁立做他的生祠，挂上他的画像，经常膜拜，纪念他的功劳。后来新党的奸臣慧卿得势，下令摧毁这座亭阁。日后这项西湖工程也成了东坡政敌猛攻的对象。

1074 年，东坡任密州太守。此时夫人买了个聪颖的丫头，名叫朝云，在东坡后来的流放生涯中，她一直陪伴，不离不弃，在东坡生命中占有很重要的地位。朝云曾经说，大学士是一肚子不合时宜，此话让东坡觉得恰如其分。朝云生过一个儿子，东坡为他写下一首自嘲诗：“人皆养子望聪明，我被聪明误一生。惟愿孩儿愚且鲁，无灾无难到公卿。”

1076 年，东坡任徐州太守，直到 1079 年 3 月离开徐州。这段时间，是东坡建树政绩的时期。他上任徐州太守刚三个月，就发生大水，水位不断高涨，水灾蔓延方圆几百里。东坡舍身救城，好几周没有回家，每天住在城墙顶的小棚内，亲自监督修固外墙的工作。这时，有钱人纷纷出城，东坡在城门挡驾，怕引起惊慌和暴乱，说有我在，你们最好不走；他亲自参与一切工程计划，眼看洪水就要超过外墙了，他叫人把墙基加厚、城墙加高，把挡水的防御工事修到高十丈、宽两丈；他需要几千名工人，就涉泥前进，直奔军营找皇帝直接统率的禁军要求合作。卒长马上答应了，说太守亲自监督工作，我们也当尽一份力量。后来洪水退去，城市得以保全，百姓都万分感激。东坡对临时修筑的堤坝不满意，上表给朝廷，明列预算，要求拨款兴建石墙，抵挡未来的天灾。苦等没有回音，他只好修改奏议，改建木墙，次年二月获得了拨款、米粮和工人，在城市东南建了一道木坝。东坡喜好建筑，在这座城墙上建了一座十丈高的楼台，名叫“黄楼”，楼台建成宽塔的样子，可以上楼观赏四野的风光。后来他在徐州写的诗集就叫作《黄楼集》，而他在密州建的超然台也变成密州作品集的代称。

1.3 中　年

1079年，东坡到湖州赴任，到任不久，一场凶险的灾难向他猛扑过来，这就是历史上有名的文字狱“乌台诗案”。东坡受到何大正、舒亶、李宜之、李定四个人的联名弹劾，罪证就是他的一本诗集《元丰续添苏子瞻学士钱塘集》。他们攻击东坡通过诗歌愚弄朝廷，妄自尊大，对新法大肆诋毁，无所忌惮，控诉他包藏祸心，毫无人臣之节。在众口一词的围攻下，神宗下令拘捕东坡。1079年7月，他被押解回京，投入御史台监狱。负责押解的小官态度专横，逮捕太守犹如逮捕小贼，官吏们都吓得躲起来，老百姓却出来送太守，都“泪如雨下”。由于不知道罪名有多大、罪责有多重，在湖州至京城押解途中，东坡曾试图纵身江流，这无疑是东坡人生中最初遭受的大摧残。

“乌台诗案”打击面非常宽，凡与东坡有诗文交往的都被调查、审问，稍有牵连的人，无论其官职大小，资历深浅，都受到了不同程度的处分，更不要说东坡本人了。他们捕风捉影，罗织罪名。东坡在监狱里经历了彻夜被人辱骂的羞辱，逼着他要一一认下莫须有的罪行、写下悔过书才肯罢休，东坡一度以为自己必死无疑。虽然迫害他的人必欲置之于死地而后快，但朝野对此案的看法不一致，而且积极营救者也不乏其人，东坡的弟弟上书，希望能以自己的官职为兄赎罪；甚至王安石也上书神宗，指出“安有圣世而杀才士乎?”因此，东坡终于幸免了杀身之祸，被贬为黄州团练副使。

东坡于1081年来到黄州，此次贬官，东坡的生活、地位都产生了巨大的变化，他这次的身份是“罪废”的“逐臣”，精神压抑，生活拮据。他经常闭门兀坐，饮酒浇愁。有时他穿草鞋出门，雇一条小舟，陪渔夫和樵夫过一天。他常被醉汉推挤谩骂，却“自喜不为人识”。

在黄州的第二年，老友为他请得城东营防废地数十亩，这就是著名的“东坡”。次年，他在这里修建了几间草堂，竣工那天正好大雪纷飞。东坡在四壁画满了雪景，自题“东坡雪堂”。东坡开始了自稼躬耕的农夫生活，并取号“东坡居士”。他自觉辛劳没有白费，心中快活，“某现在东坡种稻，劳苦之中亦自有其乐。有屋五间，果菜十数畦，桑百余本。身耕妻蚕，聊以卒岁也”。他筑水坝，造鱼塘，种了邻居送的树苗、朋友送的花木。“四邻相率助举杵，人人知我囊无钱。”东坡的邻居好友包括酒监、药师、郎中、农夫，甚至还有大嗓门的农妇。他和黄州太守徐大寿、武昌太守朱寿昌也成了朋友。他还有一个有惧内声名的好友陈慥，因东坡的打趣诗“忽闻河东狮子吼，拄杖落手心茫然”而千古留名。东坡的太太倒令他十分满意，他认为她不像很多名人的太太那么专横。因此东坡有“子还可责同元亮，妻却差贤胜敬通”的诗句。敬通是东汉一名学者，妻善妒且凶悍，东坡认为自己的妻子则好得多了。在这种乡村环境里，东坡觉得自己愈来愈像陶潜。陶写了《归去来兮辞》，东坡重组其中字句，配上民歌，教农人唱，自己也跟着一起唱，还用竹枝敲牛角打拍子。

东坡还把很大一部分精力用在学术研究上，不仅完成了父亲未竟之作《易传》，还自著了《论语说》，并对《汉书》深加研究。谪居黄州期间，还成了东坡文学创作的辉煌时期，他的诗、词、赋、散文都取得了丰硕的成果，被誉为千古绝唱的《念奴娇·赤壁怀古》，“大江东去，浪淘尽，千古风流人物”，脍炙人口的《赤壁赋》均是这一时期的作品。同列为唐宋八大家的弟弟苏辙曾说，谪居之前，二人的文章还可以相“上下”，而谪居黄州期间东坡的文章，已经令他“瞠然不相及也”。

东坡在这段时间里承受了沉重打击，思想和感情都经历了复杂又激烈的变化。年复一年的谪居，并没使他一味苦闷压抑，他心里融入了闲适达观的质素，“长恨此身非我有，何时忘却营营?”经过灾难的锻炼，他养成了旷达的性格和坚持入世的乐观自信，这让他摆脱了眼前的困境，对人生仍有新的追求的勇气。正在此时，神宗也终于觉得“人才难得，不忍终弃”，下诏让东坡去汝州。

1085年，神宗病逝，年仅十岁的哲宗继位，实际上由高太后主持朝廷大事。高太后一向不满意新法，政局明显地发生了变化，司马光等旧党很快相继回朝。5月，东坡先被任命为知州，不久又被任命礼部郎官召还朝廷，再升为中书舍人。

司马光上台后，要求一切恢复神宗即位前的传统，但在这一点上，东坡又与旧党集团产生了分歧。虽然他对王安石的变法主张始终有异议，但在多年的地方任中，他在实践中又认识到新法中有其合理的部分，因而他试图兼行仁宗、神宗二帝之政，认为新法不宜尽废，应“参用所长”。司马光对东坡这种折中态度“大不以为然”，刚刚脱离新党攻击诬陷的东坡，接着又陷入旧党的不满和排挤中。在不得已的情况下，东坡只好要求出任地方官。1089年，他再次出任杭州知州。东坡在这里尽力处理政事，严惩富豪中的不法之徒，帮助百姓度过严酷的灾荒，兴修水利，疏浚河道。在杭州三年，东坡深得百姓敬爱。直到现在，还有很多当地人把杭州当作东坡的家乡。接着，东坡又被召回朝廷，任翰林学士，但他仍受到政敌的攻击。

1.4 老 年

1093 年，哲宗亲政第二年，高太后去世，新党章惇为相，新旧党争进入第三个回合，愈演愈烈，以政策为中心的争执已蜕变成权力之争和个人之间的仇怨报复。章惇曾是东坡的好友，现在却先对东坡扬起了巨斧，东坡再次被贬，来到了惠州。此时他已经是年届六旬的老翁了。同年，妻子王闰之逝世。东坡为她写下古雅质朴的祭文，说她是贤妻良母，待前妻的儿子如己出，分享了自己一生的荣辱。

惠州在广东惠阳，当时属瘴疠蛮荒之地。东坡在思想上已有准备，也习惯了放逐的生活，虽然“兄弟俱窜，家属流离”，但也只是“随缘委命而已”。他随遇而安，把心力倾注在政事和百姓生活上，他建了两座桥，还建了大冢，安葬无主的孤骨，建医院，引入净水等等。他再次购地建屋，凿井栽树，作“终老计”，他还写出“日啖荔枝三百颗，不辞长做岭南人”。然而现实却是，连这里也没能让他容身。

1096 年，一直陪伴着他的朝云去世。到惠州的时候，朝云刚三十一岁，白发红颜，他们彼此感情很深。朝云十分敬仰东坡，也最能理解他，而东坡则感激她相伴谪居，曾写诗赞美她。东坡将她安葬在丰湖边的山脚下，丰湖曾是他最喜欢的野宴场所。他们共同信佛，还在这里合建了放生池，朝云死后他不忍再去了。

东坡以为晚年可以定居惠州，他写了两行诗描述他在春风中小睡，聆听屋后寺庙钟声的情景。章惇读到诗，说，原来苏东坡那么惬意。于是又颁布了将东坡流放海南的命令。后来章惇被流放，其子章援写信给东坡，怕东坡报复他父亲曾经的迫害。东坡回信写道，“某与丞相(此处指章惇)定交四十余年，虽中间出处稍异，交情固无增损也……但以往者更说何益?”根本无意报复。

1097 年，东坡再次被贬，到了海南省的儋州，生活条件更加恶劣，“食无肉，病无药，夏无泉，冬无炭”，此时他已经六十一岁了。即便如此，东坡也很快适应了这里的生活，他带着海南犬乌觜到处闲逛，与村民一起坐在槟榔树下听鬼故事。精神上，经常陪伴他的有陶渊明和柳宗元的诗文，他把陶作为自己仿效的榜样，在陶的身上，他仿佛看到了自己。

公元 1100 年，年仅二十四岁的哲宗病逝，徽宗继位。东坡意外得到北归的机会，被命内迁廉州，不久又改迁舒州团练副使，永州安置。此时东坡已经不再有精力和兴趣为复官而喜悦了，他决计到常州去安度晚年。经历了几十年坎坷的东坡老病交加，1101 年 7 月 28 日，一代文豪终于走到了人生的尽头，享年六十五岁。

1126年,北宋灭亡。

1.5 独具光彩的一生

东坡一共经历五任皇帝,一任一任的皇帝私下都崇拜他,一任一任的太后都成为他的朋友,他却屡次遭到贬官、逮捕、流放,生活在屈辱中。然而就在这样的境遇中,他却活出了自己的光彩,成为中国文学史上最闪亮的一颗巨星。

苏东坡的诗词文章内容十分丰富,都来自于生活,有时政,有风景,有赠与歌姬的即席赋诗,也有与和尚道人的谈道说教;有欢笑,有泪水,有深沉的慨叹,也有轻快的调侃。经他吟写的风景,成了千古绝唱,有时慕名而来的人却懊恼为何自己看不出风景有那么出色;他的讽刺,有时让人笑中带泪;他"左牵黄,右擎苍。锦帽貂裘,千骑卷平冈"的豪情,让人心驰神往。他的作品表现出生动活泼的人格,有时候顽皮,有时候庄重,随场合而定,但却永远真挚、诚恳、不自欺欺人。

东坡最重要的消遣就是玩墨,他孕育出新型的国画,尤其表现出了毛笔的韵味。他不但创造出有名的"墨竹",还发明了"士人画",他和后辈米芾(后来成为宋代最杰出的大画家,被称作"米癫")共同探索新画法,注重活力,富含艺术原理和技巧的奥秘,后来竟演变成中国绘画最独特、最具代表性的风格。

苏东坡喜欢美酒,"三杯忘万虑",经常与各路友人喝酒聚会,并常有诗句脱口而出。他也喜欢夜深人静时独自赏月观风,"月白风清,如此良夜何?"

苏东坡喜爱美食,他的诗中曾多次提到这种喜爱之情,如"日啖荔枝三百颗,不辞长做岭南人。"他很喜欢自己摸索创造食谱,时至今日,还有很多美食以东坡命名。苏轼任杭州时,元祐五年五六月间,浙西大雨,太湖泛滥。苏轼指挥疏浚西湖,筑苏堤。杭州百姓感谢他,过年时,大家就抬猪担酒来给他拜年。苏轼指点家人将猪肉切成方块,烧得红酥,然后分送给大家吃,这就是"东坡肉"的由来。他还发明了穷人的菜肴,命名为"东坡羹":用双层锅蒸饭煮菜汤,先把甘蓝、萝卜、油菜根和荠菜仔细拧干,加点姜放入锅内,等菜煮开没有辛味了再将饭甑搁在上面,小心不让滚汤和米接触,让蒸汽均匀透入四方。这道菜应该比东坡肉更常做,因为他一生中多次流放在贫瘠苦寒之地,没有大鱼大肉可以吃,然而这并没让他丢掉好好做饭的心情。

东坡除了建立良好的供水系统和堤坝、展现出卓越的建筑才华之外,还设立孤儿院和医院,在杭州城中建立了中国最早的公立医院"安乐坊",三年内医治了一千多个病人。他还让人用大字抄写常用的药方，以布告的方式张贴在城中广场，让一般百姓都知道。他还设置狱医，对抗杀婴的恶习，体现了赤诚的人道精神。新法让人民根本负担不起税费，儿童在路边奄奄一息，东坡"洒泪循城拾弃婴"，曾经救过三四十个将要饿死的孤儿，把他们安顿好；而杀婴的恶习，令东坡尤为震撼，他为此专门写信给武昌太守，并派朋友去见他，东坡说，如果一年能救下一百个婴儿，就功德无量了。他发动富人捐钱成立救儿组织，自己也每年捐钱。

东坡与佛教、道教的渊源都很深。他的豁达超脱也正是受了这些思想的影响。他给自己抓药看病，按自己的方法养生。他曾经修炼瑜伽，亲自炼丹追求长生之道，但他也清楚地知道，道人也会死。

巨星虽然陨落了，然而他的创作却生命永存，不断放射出夺目的光彩。一位收藏家取得过东坡的一份珍稿，上面写着"处贫贱易，处富贵难。安劳苦易，安闲散难。忍痛易，忍痒难。人能安闲散，耐富贵，忍痒，真有道之士也"。这大概就是东坡一生的写照吧。

II　好风送我上青云：人格背景分析

每个人的出生都是一系列高精密的组合，无限可能的排列，生成独一无二的个体。世间的人千千万，却没有一个相同的。

首先，你出生在什么样的时间里。古代人和现代人，即便人格有传承，但还是受时代的影响很大，因此存在一定的差异。大相径庭的生存环境、价值观、思想文化以及它们所带来的思维方式的不同，很难不对人产生影响。在高速发展的社会里，十年就是一代。现代层出不穷的明星们和才高八斗的东坡自然无法相提并论，但从那些明星高调展示结果遭到无数打击，但却永远无法轻易被打倒这个角度讲，他们真是有异曲同工之妙。这可能是因为宋代和我们目前生活的这个时代其实共有着类似的时代特点，都是刚刚经过了经济、文化突飞猛进和史无前例的发展。

其次，所属的地域，你出生在哪一个国家，再具体些就是你出生在哪个地区。亚洲人和欧洲人很不同，而亚洲的国家之间也有很大差异。单说中国，它幅员辽阔，不像欧洲国家，好几个国加起来抵不上中国一个大，因此不同地域造就不同类型、连语言都千差万别的国人一点不奇怪。北京人大气要面子，苏杭人细腻阴柔，西北人豪爽固执。虽然完全凭地域就给人的性格定位不免有点武断，总还会有些人不尽符合地域特点，但从概率上讲还是很科学的，同一地域的人往往大多有着惊人的吻合度。一方水土养一方人，说的一点也不错。

然后是你的家族，你自己的原生家庭。心理学研究最讲究原生家庭。西方心理学研究强调，以父母为主体构筑的家庭对孩子的影响最大，它通常主要关注的对象是父母，还有子女的出生顺序。在中国，因为讲究传承，而大家庭又十分普遍，因此对家族史的研究很重要，祖父祖母一辈的参与性更不可小觑，实际上原生家庭在中国可能是一个扩展的概念，包括的面要广一些。

最后才具体到个体的基因排列。可能你的长相百分之五十来自你母亲，百分之三十来自你父亲，再加上百分之五的祖父，百分之三的曾祖母，百分之二的姑母等等，还有百分之几的基因变异；而你的性格，又由一轮重新的排列组合而成。无论怎么组合，出生都是你无法选择的安排。而且目前最新的研究表明，遗传对人类的影响甚至超过了后天。这也证明了那句“三岁看老”的老话还是颇有道理的。

因此想要了解一个人，首先要看看他的生存时间、空间和环境，以及家庭教养和遗传。研究个体得先对这些总体的因素一一考量。东坡生在文化繁荣、文人政治主导的宋代，长在佛教发达、人民坚强乐观的四川；他的家族曾经有显赫的历史，蕴含着崛起的生机；东坡自己的原生大家庭和谐温暖：有外向、热情的豪爽的祖父，无条件爱子的深沉的父亲，善良正直、知书达理的温柔的母亲，互敬互爱、感情深厚的友好的兄弟。东坡家境小康，亲戚也多是同等家庭，幼时经常和弟弟、堂兄弟们一起读书游玩，后来还娶了堂妹，大家庭关系很不错。他从出生到少年时代，基本上是在宁静、安适、轻松、愉快中度过的。

总的说来，东坡生在一个富有朝气、满含希望的时空里，无论历史、地理的大环境，还是苏家这个具体的小环境，都是促成他成为一个充满希望的人的温床。我们想讨论的是一个积极的充满韧性的人，离不开希望，希望是和乐观紧密相关的。

打不倒的人，必定是满怀希望的人，否则他很容易在打击面前意志消沉，从失望到绝望，放弃挣扎和努力。无论是气质型希望的儿童，还是满怀希望的成人，都离不开合适的环境，环境的暗示和促进作用很重要。

2.1 生在北宋

苏东坡生于 1036 年(宋仁宗景祐三年)12 月 9 日，卒于 1101 年(宋徽宗建中靖国元年，也是北宋灭亡的前二十多年)7 月 28 日。这正是北宋年间变革的时代。中国历史上最恢宏大气的鼎盛时期是唐朝，而与唐朝仅隔着五代、不过几十年的宋朝，却出现了成熟过度、华丽奢靡的危机。唐代诗好宋代词妙，诗可以表达慷慨激昂的感情，比如：“天生我材必有用，千金散尽还复来”；而词一般都是婉转秀丽的，像“才下眉头，却上心头”。这反映了这两个朝代的特点是不太一样的。宋朝其实到了一个文化爆发的年代，人们处于一种群情沸腾的状态，写完诗，又写词；有豪放的，又有婉约的。这种时代背景下出了一个像明星一般顾盼生姿、才情激荡的东坡一点不奇怪。这个不走寻常路的东坡别出心裁，用写诗的情感写词，搞出“大江东去，浪淘尽”的豪放，让人觉得这词不像传统那样须配个江南美人弹着琴咿咿呀呀唱出来，倒是很应该有个彪悍大汉挥舞着短板喊将出来。

要知道北宋的始皇帝赵匡胤本是后周一位武将，他是通过发动政变取得政权的。北宋的建立预示着分裂局面的结束，不过建国伊始，统一全国的斗争依然在继续。北宋与辽进行了长期的战争，直到公元1004年，宋真宗与辽签订了停战协议，才有了少许安宁。虽然战乱连连，但因为大部分地区统一，所以宋代的生产力和科学技术都有了明显的进步，四大发明之一的活版印刷术就是其中杰出的代表。身为武将的赵匡胤为了政权的安稳，解除了大将对军队的控制，提高了皇帝的权力。他还改革了科举制度，以殿试的方式对考生进行最终考核，所有考生都直接地成为皇帝的学生，壮大了官僚队伍。

这一改革让文人有了自由发挥的空间，著名的文人包括王安石、范仲淹、司马光、苏东坡等人。北宋不仅在文学艺术方面有了很大的发展，更是开启了文人政治。也就是说，文人不仅搞诗词文章，还把这些文章里的观点用在政治上了，这不能不说是一个新的尝试和时代进步的需要，虽然结果并不如想象中那么理想。文人不再是手无缚鸡之力，只能寄情文章、慨叹世风的无能之辈，有人认为，自宋起士人的人格形象基本就定型了。

文人政治带来什么结果呢？中国文人历来有政治情结，但是有机会这样大面积参政的机会不多。文人大多是书呆子，光懂大道理，不懂人情世故，喜欢以正义、正直为准绳，刚直不阿，敢于不顾场合、身份据理直谏，甚至可以点着皇帝的鼻子骂。宋朝是对文人最宽容的朝代，文人吵骂得都有点不成体统了，也没听说因为直谏而死的，顶多流放而已。因此，政治上也好，文学上也罢，宋代都形成了百家争鸣、百花齐放的局面。不管最终结局如何，这至少给了文人一席之地，让他们能感觉到精忠报国、参政议政的希望，这是好的一个方面。无论是改革派的王安石，还是保守派的司马光，都在朝政中找到过一席之地，热切地盼望着能一展宏图。

不过，文人虽然有强烈的报国热情，满腹经纶，但大多数缺乏政治智慧和从政能力，东坡也不例外。当时，北宋土地兼并、机构臃肿、皇室糜烂问题日益突出，再加上辽、夏的进逼和朝廷的妥协，朝廷有识之士纷纷提倡改革。东坡的政治想法也是顺应这股时代风潮的，他主张和平演变式的温和变革，提出了一系列的改革措施。没想到神宗没有理会他，倒是采纳了王安石后来主张的激进改革即“新政”。这就遭到了东坡的强烈反对，他的方法有点简单粗暴、过于知识分子了，基本等同于点着鼻子骂王安石和神宗，而且还是数次，一次比一次稳准狠。还没协调好相应的关系，或者说没有看清整个局势，东坡就试图螳臂当车。结果这个改革把东坡彻底卷进时代洪潮，身不由己了。他在政治上的悲剧，他所遭受的一切挫折就此拉开了序幕。

在东坡一生短短的六十五年里，历经了五个皇帝的更迭。他生在北宋最好的皇帝时期，死在灭亡北宋的皇帝登基之时，在新党旧党轮流执政的政治漩涡中起起伏伏，不得安宁。这是他的悲剧乎？还是老天对于杰出的人格外苛刻，千古铸一剑，非要用这样的境地激发、磨砺他一切积极的品格？

不管怎么说，这是一个杰出的时代，是个只要你想表现而且会表现，谁都能上台演一出自己的戏码的舞台，让人有无限期待和积极参与的可能。希望就孕育在这样的朝代里。在历史的时空里，东坡至少曾经位居高位——一个才情诗人在别的朝代不敢想的位置，提出过自己的政治主张；遇到挫折，他也没有像屈原一样投汨罗江，反而催生了如滔滔江水一般的艺术作品。东坡是时代和人格共同作用下的杰作。

2.2 长在四川

东坡出生在四川。

四川是个什么地方？川人李白写过一首《蜀道难》的诗，其中的“蜀道之难，难于上青天”流传千古。四川地处内陆，是个盆地，出来进去都是不好走的山路，所以有自给自足、自成一体的格局。不过也正因为山势险峻，交通不便，才有了“地崩山摧壮士死，然后天梯石栈相钩连”的壮志豪情，才有了南方丝绸之路的形成。在那样的时代，蜀人就不甘闭塞保守，敢于积极构想并真正开始这样雄伟壮阔的工程，而且以开创性的想象力，严格强大的执行力一步一步地完成了它，这是何等坚韧不拔、不肯低头的精神和韧性！与环境尚能生死相搏，对不公与奸佞就更不会安之若素。如此这般的四川人的精髓在一代又一代的繁衍生息中传承着，不因时间的流逝而消失。

四川人原本是全国各地移民的后代，移民的四川，是海纳百川、五彩斑斓的四川。四川人对不同的文化有着兼收并蓄的宽容态度，对新鲜事物表现出令人惊叹的敏锐感觉，有着及时的反应能力。一个容量这么大的四川，复杂，丰富，一言难尽，成了“巴蜀之谜”，不免激起人们探究的好奇心。

四川人历来崇尚儒雅，谈吐风趣幽默；四川人懂得享受生活，热爱美食、美景；四川人不愿盲从权威，凡事敢于抗争说理。四川人内心有着翻腾不已的创造欲望和对改变命运的执着追求。对于四川人的评价，包括吃苦耐劳，聪明能干，能说会道，悠闲慵懒等等。唐朝的魏颢说过："蜀之人无闻则已，闻则杰出。"的确如此，古代很多杰出的政治家、思想家、文学家都来自四川，李白、陈子昂，杜甫后来也到了四川。四川人喜欢用一种洋洋得意的口吻如数家珍地罗列这些英杰，在人前夸耀。川人的品格中带有积极乐观、充满希望、不爱杞人忧天的天性。而东坡具有很多典型四川人的特点，比如勤劳肯吃苦，为人风趣幽默，能言善辩，懂得享受生活，精通美食等等。

东坡的家在眉山，就在乐山以北大约四十里的地方，隶属眉州。眉山位于四川盆地成都平原西南边缘，岷江中游，气候温和，物产丰富。一座并不高的山，立在一片稻田、果园、菜园密布的平原上，有竹林和矮棕榈点缀其间，五六月间以荷花知名，景色清新秀丽。优越的地理环境，良好的自然气候，让眉山人衣食无忧，生活富足。不必为生活奔波劳累，心情舒畅，也就有了闲情雅致，成就了眉州的古代和现代文明。这里盛产文化名流，除了三苏之外，"寿星之祖"商朝大夫彭祖，"画坛怪杰"长安派创始人石鲁，道教宗师张道陵，文学家李密、彭端淑以及良史李涛、抗金名将虞允文也都出自这里。

不只文化艺术发达，四川佛教的传播也相当广泛，而东坡的家乡眉州就处于峨眉教文化圈内，与佛教圣地峨眉山和著名的乐山大佛相去不远；其父母与弟弟子由均信奉佛教，家庭佛教气氛浓郁。东坡一生始终不断与众多佛僧交游，就是这种佛缘的影响。有宗教信仰的人，更容易有希望。

2.3　曾经辉煌

苏家在东坡之前，最显赫的人是一位宰相，名叫苏味道(648—705)，初唐赵郡栾城人。东坡是公元1036年出生的，与这位先祖相隔有三百多年，隔了十几代。苏味道是武则天时的宰相，在那样一位女强人之下存活，他最有名的就是奉行"模棱术"。所谓"模棱术"其实不难理解，无非是要黑白不分明，凡事模棱两可(据说这个成语就是他留下的)。绝不授人以柄并以这样的政治策略存活，于古今中外官场比比皆是，苏味道不是第一个，也不是最后一个。他曾一度依附于武则天的宠臣小白脸张氏兄弟，为世人所不齿。他的从政名言——"处事不欲决断明白，若有错误，必贻咎谴，但模棱以持两端可矣"，是希望通过和稀泥术避免被惩罚。饶是如此，他也没做成官场常青树，晚年还是被贬至四川眉州并且死在了眉州。他的一个儿子留在眉州开枝散叶，这才有了后来的东坡父子。

在苏味道之后，苏家就一直比较寂寥，无功无过，默默无名。按常理推断，出过名人的家庭，是断不希望永远沉寂的。即便暂时不行，总要寄希望于某一天，某一位子孙能够重整旗鼓。中国人其实是个充满希望的民族，这个民族的希望很大一部分是寄望于家族延续的。一个人好不好，永远不是一个人的事，从这个角度讲每个人活着都比较累，因为承载了太多代的期待和要求。中国人家族观念很强，说一个人断子绝孙是很恶毒的骂人话，原因就在于中国人从来不是单独活在世上的一个人，他或她与家族的关系总是紧密相联，千丝万缕割不断。一个中国人的婚姻是两个家族的联姻，一个中国人的成就是整个家族的成就。中国式的父母，总是要求子女比自己优秀，要青出于蓝而胜于蓝，而且要符合传统意义上的成功者形象，因此出现虎妈、虎爸的几率是很高的，这也是因为家族延续的观念。但从另一个角度讲，就算一个个体当时生活得不够好，只要能有后代，子子孙孙生根发芽，早晚会有那么一枝光耀门楣、改变家族，中国人永远不会绝望，因此中国的人口膨胀速度总是比欧美发达国家更自发、更惊人。

没有家族的人，还可以依赖转世轮回的观念，中国的佛教、道教都支持轮回一说，并试图举出实例。一个人死了，还可以脱胎在新生儿身上重新来过，不能不说是绝好的新机会，绵延不断的人生，永不灭绝。这些说法对很多人来说都是一种安慰，当已经竭尽全力也达不到目标的时候，让自己还有一个希望，不必绝望；当一个人志得圆满的时候，不要太得意忘形，给世代延续一个正常合理的交代。每一个中国人都活在这样一个希望体系中。东坡在生命晚期热衷修道，是不是也希望死后不再经历这一生那么多的波折和痛苦呢？

中国人的家族事业就寄托于生孩子来光大家族上，因此让中国父母不对孩子寄予厚望基本上是不可能的。苏家就是隐隐累积了这希望，并在一代代失望后夹杂着某种决心和信心慢慢走到了东坡祖父这一辈。这累积的失望和希望，直到璀璨的苏东坡问世，最终成就了三位名人。苏东坡不只自己有名，还以自己的出生带动了父亲苏洵考取功名、弟弟的比翼齐飞，一门三名士，位占唐宋八大家之三席。

中国人爱追溯祖上的名人，比如核实某个人是孔子的多少代孙，现在又开始核对曹操的基因跑到哪一枝去了，这是中华民族的集体无意识。这种家族自豪感，可以带给子孙压力，但也能带来一种希望。你是苏家的人，你一定有苏家杰出的血脉，只要你努力就可以光宗耀祖。说中国人勤奋坚韧，孜孜不倦，不容易放弃，谁能说和这种殷殷期待没有关系呢？

2.4 原生家庭

据说，苏轼的祖父苏序喜欢修道，自号“端正道人”，平日乐善好施。有一位异人经常得到他的施舍，因此，一天异人对他讲：“我有两块坟地，一为富地，一为贵地，由你选择。”端正道人说：“我想让子孙读书，有学问，不期望他们有很多财产。”于是那位异人领着端正道人同往四川的眉山，来到风水属于“贵地”之处，让人取来一盏灯，放在地上点着，那里虽然有风，但灯不灭。后来，端正道人便把母亲安葬在这里。

苏序这个老头倒不很有名，但他的性格非常有意思。他平时喜欢做什么呢？描绘一下，要用到东坡的名句“左牵黄，右擎苍，锦帽貂裘，千骑卷平冈”。套用一下的话，那该是“左提浆，右擎羔，青衣肥犛，歌声满天扬”。他经常带着酒壶和朋友们四处闲逛，坐在草地上，大笑大喝大唱。苏老头喜欢喝酒，有一次喝多了醉醺醺地跑到神庙里砸碎了神像。他平时不像别人那样囤米，而是以米换谷存起来。等到饥荒，大家才明白他为何这么做，这时苏爷爷会开仓放谷给家人、亲戚、佃户和穷人。苏序其实是个开朗、不拘小节、慷慨善良、有远见卓识、兼具士大夫高贵底蕴和劳动者朴素智慧的人。东坡在个性上有很多与祖父相近的地方。苏爷爷自己没有努力走仕途，他可能觉得自己不是那块材料。说不清道不明的家族自信还在，所以很庆幸苏爷爷并不一定要求自己的儿子要考取功名。苏爸爸排行第三，上面两个哥哥还是有所成就的，都考中了士大夫。人家问老头子为啥不逼小儿子读书，他很淡定地答，我不担心，这真是非常难得。

而苏爸爸老苏也真就一直玩，直到他二十七岁、东坡出生时才幡然醒悟。好在东坡的母亲范夫人是大户人家的小姐，有良好的家教，知书达理，善良有爱心，关键是有大智慧，不因为老公不务正业就整天做薛宝钗，所以他们夫妇不用一个逼、一个逃，琴瑟和谐，伉俪情深。苏妈妈从东坡小的时候起就教他读书，给东坡传播正直的种子。父母都很爱东坡。关于他和父母之间的关系，将在下文中详细阐述。

总的说来，东坡的原生家庭算得上一个能培养安全依恋的健康家庭。东坡的性格来自于祖父的地方更多一些，开朗，豪爽，但是父母对他的成长影响也很大。

2.5 扶摇直上九万里

无论生活的大环境，还是家族、原生家庭，所有背景因素都如此和谐圆满，蕴藏无限生机。可谓万事俱备，只欠东风。

东坡自小在外从师，在家"师先君"，经过了严格的训练。他曾提出研究难题的各个击破法，说明他在学习方面还是十分用心和刻苦的，能自我总结出有效的经验，童子功挺扎实。所以他很小就在文学上有所长，十来岁写诗就可以胜过老师，早早展示了聪明才智。正因为他在学堂里学业突出，连老师都认为自己不如他，所以他得到的夸奖比较多，使他在自我价值等方面很多时候都处于超值的体验和评估状态，也就是骄傲和得意吧，这对他日后人格的形成有一定的影响。等到了大考的时候，东坡顺理成章地在殿试上一举成名，得到欧阳修的赏识。欧阳修认为东坡是"异人"，将他点为进士。此时，苏东坡一定想象着未来的辉煌前途，心中充满喜悦和自豪。东坡这一时期可以说非常顺利，所以他相当自信，在对自我的认识上处于膨胀期，非常自恋。林语堂认为此时的苏东坡，"愉快、冲动、野心勃勃，心境像一匹纯种马，打算冲入旋风去征服全世界"。弟弟子由说东坡自小就"奋厉有当时志"（苏辙《东坡先生墓志铭》），此时的东坡满怀雄心壮志，很想有一番作为。东坡个性中的张扬、潇洒，在这个阶段已见雏形。

良好的环境和先天的品质很好地结合在一起，在东坡身上充分地体现出积极的特点。东坡的少年时代，基本上是在宁静、安适、轻松、愉快中度过的。在这样的环境下长大的东坡，性格开朗、外向自信，天性得到很好的发展。东坡继承了来自家族的外向、开朗、活跃、聪明、坚强、热情等。在幼年及青少年成长期，由于家庭环境、社会环境等都没有抑制或阻碍其人格发展，因此逐步促进了他后天积极人格的形成，突出体现在乐观、坚韧、善良、友好等方面。从人格检测的结果进行评估，我们也能够发现，苏东坡的核心人格特征是外向活跃，善良友好，热情豪爽，潇洒多才，坚韧刻苦。东坡具有十分明显的积极人格：积极的，开朗的，友好的，热情的，坚强的，上进的，不悲观的等。

在一项大五人格因素与主观幸福感的调查中（DeNeve&Cooper，1998），积极的人际关系、宜人性、个人成长、经验的开放性均与外倾性有关，积极的幻想、乐观与希望均会影响幸福感的水平，而这些认知过程部分建立在遗传决定的气质属性的基础之上。我们后面要谈到的东坡的全部积极心理，都是在这样的基础上进行的。把他放在这样一个时代，这样一个地点，这样一个家庭和社会中来看他，会慢慢发现，先天和后天的影响在他的积极心理方面起到了什么作用。好风送我上青云，能否扶摇直上九万里？

第二部分
何为苏东坡

Ⅲ 天下无一不好人：积极关系

英国诗人约翰·邓恩说过，“人不是海岛，不完全是自己；每个人都是大陆的一部分”。人和普通动物最大的区别就在于他的社会性。我们是不可能完全独立存在的社会动物，我们如此多地考虑人际关系，正因为它们本来就是我们生存的意义。它们既可能是事情不顺利时伤心痛苦的根源，也可能是事情顺利时幸福快乐的源泉。

东坡这个人天真率直，口无遮拦，弟弟子由有点担心他遭人算计，曾经劝过他，让他注意点小人，别毫无心机地谁都信。他就说，我啊，上可以陪玉皇大帝玩，下可以和乞丐小儿耍，在我的眼里，这天下就没有一个不好的人！这句话可以作为东坡处理与他人关系的最好注解。可是既然他眼里没坏人，那肯定对谁都好、都信任，按理说别人就很容易和他形成良性互动，那他这一生被人整得这么惨不是太奇怪了吗？

东坡一共经历了五个皇帝，新党、旧党轮流的几轮执政。皇帝们表面上都很爱读他的文章，可就是不怎么重用他。新党、旧党的当权派，有人算他的政敌，本来就看不上他；有人是他的朋友或者过去的朋友，还曾经对他赏识有加过，但无论朋友还是敌人，最后都被他搞得气冲斗牛，要狠狠地整他。前人对这种情况的最好的解释，也就是归因于羡慕嫉妒恨了。不错，出头的椽子先烂，这符合我国的传统文化，用这来解释某些小人为何要整死东坡，也恰当不过。东坡确实太有才了，不只诗词很厉害，政见也条理清晰，立足点高；而且还心存慈悲，对百姓的疾苦比皇帝老儿可关心多了。所以，招得一堆恨那一点不奇怪。

可是，世上并不只有小人，宋朝的君子其实还不少。皇帝们不肯重用东坡，可太后们都特别喜欢他，每次太后们一参政，东坡就能立刻官居高位；无论东坡走到哪里，各层各级的各色人等，都立刻成为东坡的粉丝，无论农夫、和尚、红歌妓还是诗人、太守、真名士。东坡能和这些人其乐融融，却和那些整他的人（并不都是小人）水火不容，这要是都用天才遭忌来解释，不免流于简单，这里面有没有东坡自身的问题呢？我们不禁要想到关系的问题了。

东坡不同寻常的一生如果整理成一部关系史，那应该是这样的：父母疼爱，兄弟友爱，少年得志；皇帝不取，政敌厌恶，仕途不利；夫妻和谐，人民爱戴，风采熠熠；小人仇恨，祸起萧墙，颠沛流离；天下友朋，红颜知己，精彩一世。真可谓有消极也有积极，成也关系，败也关系。没有消极关系，东坡不会命运多舛，几经宦海沉浮；没有积极关系，他又不可能屹立不倒，活出真我风采。

3.1 消极关系很致命

谈积极关系之前，先来看看东坡的消极关系，这是导致他一生流离失所的重要原因。所谓消极关系，就是带来负面影响的关系。人无完人，金无足赤，东坡也不是只有积极的关系，他的消极关系主要体现在与皇帝们和政敌们以及东坡看着不入眼的道学家们之间。

古代的文人，没有一个是只安心作作文章写写诗词的，就连陶渊明也是先有仕途不畅才有了后来的归隐田园。所有的文人最初其实都只有一个目标：士为知己者死。而这第一个知己又必然是皇帝，因为他是掌握国家命脉的人，万人之上。不通过皇上的知遇之恩，文人的伟大抱负根本无从实现。心理学界认为每个人的一生至少有一个或者几个重要他人，重要他人就是在个体社会化和心理人格形成的过程中具有重要影响的具体人物，他们会给一个人的人生带来不可估量的改变和意义。在古代，皇帝肯定是一个有理想有抱负的文人或者士人的重要他人，这个概率可达百分之九十以上，东坡也难逃这个规律。这样的重要他人关系，东坡是怎么处理的呢？

仁宗在位的时间是 1022 年—1063 年，他是东坡人生中遇到的第一个皇帝。青年时期的东坡一帆风顺，天才凸显，先是二十岁中进士，然后又参加了仁宗皇帝旨在鼓励批评朝政的“制策”考试，名列第一。仁宗当时看了东坡兄弟俩的文章特别高兴，对太后说，我又为宋朝得了两个相才。话虽如此，仁宗却只给东坡外派了个小官，并没重用他。他那些被夸奖的文章，仁宗只是看看而已，不予理会。这又是为什么呢？

其实仁宗是个比较保守的皇帝。虽然他鼓励大家批评朝政，可事实上，他接受不了过于激烈的改革，当时王安石提出的改革方案也是被束之高阁了。王安石在这点上倒很机灵，一看情况不对，马上拜辞京官，直接在外地待着，直到赏识他的神宗出现才肯回京大展宏图。东坡就不然了，一根筋。他一直上书，公然指责仁宗不勤快，不懂得御臣之术，非要仁宗接受他的政治观点。就算仁宗仁了一点，这种批评也是够刺激的，毕竟在仁宗所在的朝代里，唐宋八大家中属于宋朝的六个全部出现了，他不是一个埋没人才的皇帝。

后来，仁宗病逝，神宗继位，神宗倒是励精图治，锐意改革的，他用了王安石当宰相，打算好好变法，东坡这回又批评神宗不如仁宗能容人，劝他不要眼睛里太不容沙子了。等到幼小的哲宗登基，这位皇帝极其不靠谱，任用小人，朝政混乱。东坡更忧虑了，怕他搞的那套太整人。总之对哪个皇帝，他都有批评、有主张，而且十分坚持。东坡的政治观点对不对？后世的客观评价认为他的主张大都是符合情理的肺腑之言。神宗吃饭的时候如果看文章，必是看东坡的。但是东坡如此被欣赏，为什么就没机会大有作为呢？很重要的原因就是苏东坡没有好好把握皇帝们的心理，一味地宣传真理，却忘了重要的是要与皇帝们处好关系。

文人都爱犯这个毛病，自以为手握了少数人才能掌握的真理，就可以完全不顾对象、情势如何。东坡在表达自己观点的时候，基本完全没想到要先和皇帝们建立友好积极的关系、可以沟通的平台，看看皇帝们的心意到底如何，就只管一门心思推销自己的想法，好像只有他是最聪明、最知道如何能搞好国家的。还以为凭他的真知灼见，只要一说出来，皇帝就会立时三刻、感激涕零地接纳他的意见，这不免过于天真了。他给神宗上了洋洋洒洒的万言书，提出自己对改革的认识，然后就在家里等着神宗看过以后赶紧把他请去，谁知神宗完全不予理会。他急了，紧接着又上了言辞更为激烈的一本，结果还是一样。

这变法啊改革啊，就像皇帝搞的酒席。一大桌子人喝酒，如果领导已经举杯定调子了，大家也已经开喝了，结果其中一个人死活不喝还拦着敬酒，其他人必定也喝不痛快。众人皆醉你独醒，凭什么你一个人醒着看大家丑态百出啊？就你苏东坡一个人知道该怎么改革吗？你以为满朝文武什么都不知道吗？大家只不过是想陪着皇上醉而已。只有你自以为是盘菜，还敢嫌皇上给的酒难喝！还有，你竟然以为皇上是三岁毛孩，必须要你来提醒吗？未免太看高自己了！而且说一遍不够，还像坏了的电唱机一样一遍一遍地重放，皇上不讨厌你才怪！东坡屡次直言相谏，甚至对皇帝直接进行人身攻击，其实只能说明他不顾他人感受，对事物的复杂性认识不足，过于随意，只要求别人理解自己、迁就自己。

无论东坡的意见多么符合客观实际，如果不顾朝政现状、不管是否具备实施条件、不管皇上看到这样的奏议是何心情，那就是无本之木、无水之源，是建立在沙漠中的海市蜃楼，是不可能被采纳的。东坡的诗文再好，政论再佳，因为没有推行和实施的基础，终归也只是文字而已，这也是历任皇帝承认他的才情，但依然不能重用他的原因之一。东坡没有意识到这点，对皇上还毫不客气地直言相责，结果就可想而知了。

皇上是这种态度，执政的幕僚又如何呢？王安石就不用说了，他推新政是以秋风扫落叶般的态势，不容异己的，东坡非我族类，当然直接外派。等到了一直欣赏东坡的司马光上任，打算重回旧政的时候，第一个就把东坡接回来准备委以重任。谁知在新政期间，一直以各种责骂对待新政的东坡，来了个一百八十度的转弯，说新政有新政的好。不消说，这回他和司马光也掰了。

对看不惯的道学家，东坡就更不客气了。一次，他在众人面前给了朱熹那么认真的老头子一顿讽刺，结果老头子的所有门人（数量还不少）自此全都站在他的对立面了。

其实从关系的角度来讲，说东坡在政治上幼稚，就是因为他没有积极地建立可以良性互动的关系，没有找到合适的方法推行自己的主张。他太看重真理和他要坚持的东西，而忘记了如果没有积极关系，所有一切都是纸上谈兵。被数次流放，几经折磨，这绝不仅是因为政见不合。他的人生磨难，与他自己处理人际关系时不够谨慎有着必然的联系，而这种人际关系到了国家政治的层面，就差点给他带来灭顶之灾。

塞翁失马，焉知非福。年轻气盛的东坡不注意对关系的处理，造成了他多难的人生，但是也因此使他得以向世人展示了一个最顽强的精彩东坡。被贬后的东坡写出了最好的诗词，研制了最美的食物，受到了最多的爱戴，活出了最不一样的人生，而支撑他的正是围绕着他的积极关系。

3.2 父母是积极关系之源

与他人的积极关系，指的是当自己需要的时候能获得他人的支持，在别人需要的时候愿意并且有能力为他们提供帮助，看重与他人的关系并对已达到的与他人的关系表示满意。友谊、血缘关系、人际关系和婚姻都是幸福的重要来源。在积极关系形成的框架中，原生家庭关系是首要的，不可替代的。家庭在成员以生物、法律、感情、地理和历史联系为基础而结合的范围内是独一无二的社会系统，在这个小社会的成功关系，会影响到未来在大社会中构建积极有效的关系。原生家庭关系中包括与父母、兄弟姐妹的关系，其中最重要的莫过于与父母的关系。

3.2.1 爱子心切的父亲

东坡的父亲苏洵，因为和儿子们同列唐宋八大家，被叫作老苏。老苏在家排行第三，上面两个哥哥都循规蹈矩考了进士，唯独这个老三不爱学习，整天游山玩水，不怎么靠谱。苏爷爷竟然也不管他，很了解、相信他的样子，由着他去。老苏这个人其实天资聪颖，不然后来也不会成为大家了，他只是对应试教育需要的骈体文很不感冒，不肯明珠暗投。是金子总会闪光的，镇里有一家望族慧眼识英雄看上了老苏，把自己的女儿许配给他，也就是后来东坡的母亲范夫人。这位范夫人是个知书达理的大家闺秀，很贤良也有见识，嫁给老苏后两夫妻很和谐。

直玩到二十七岁，东坡出生，老苏终于幡然醒悟，发愤图强了。“苏老泉，二十七，始发愤”，《三字经》里的励志故事说的就是他。可见东坡的出生，对老苏的影响是很大的。这个儿子从来到人世，就有着不同的意义，被格外看重。

东坡是苏洵夫妇的第五个孩子，东坡上有三个姐姐、一个哥哥，其中两个姐姐和长兄都早卒，余下的一个姐姐也于十八岁时郁郁而死，由于姐姐和兄长都没了，东坡是家中实际上的长子。但也因为东坡不是一般意义上的长子，所以并没有受到一个长子理所当然的严格对待。弟弟子由比东坡小三岁，天性沉稳，沉默寡言，有点像老苏。东坡从小就外向活跃、天真热情，喜欢和人交往，经常和堂兄弟、弟弟等一起玩耍，也喜欢家中来客人的热闹场面。他在家中其实是得到了更多的宠爱和关心的。

老苏在仕途功名上并不成功，曾经“游手好闲”，不务正业，但一个有智慧有学识的中国人，终归不可能完全放弃正途——建功立业，因此他内心还是很有压力的，对儿子更是有所期许的。从某种程度上说，老苏对自己的不满意更转化成了对儿子们的殷殷盼望。东坡和子由小的时候也不爱读书，整天玩。老苏没有摆出老爸的威严教训他们(这是一般古代严肃而假正经老爸的常规的简单粗暴的恨铁不成钢法，就像贾政打贾宝玉一样，对东坡可能会起反作用的)，倒是想了个巧妙的方法。哥俩正在那跑呢，眼看快跑到书房了，老苏赶紧开始看书，书是早准备好打算给他俩看的。等哥俩刚跑到老爸用余光能看到的地方的时候，老苏装着慌慌张张、鬼鬼祟祟地把书藏起来，还不藏到哥俩够不到的地方。如是几次，哥俩的好奇心彻底给逗了起来，他们趁老爸离开就把书翻出来看。三看五看，他们喜欢上书里的内容了。

聪慧的哥俩爱上读书了，一旦走入读书人的大道，他们的进步很神速。老苏只需每天躺在榻上闭上眼睛，全身心享受着两个儿子琅琅的读书声。清风徐来，树影婆娑，阳光斜照在躺椅上，老苏微微眯着双眼，盯着头上的天花板，听着稚嫩的童声流利地念出古文的音节，这抚平了他一部分的伤痛和无奈，但同时不断燃起的希望火苗也灼烧着他。无欲则刚的是苏爷爷，而苏爸爸则是在小火上煎熬自己、希望以燃烧自己成就儿子的父亲。他用心用力地教导儿子们读书，给他们讲人生的道理，观察着自己的儿子们。积极父母一个很重要的职责就是智力开发，老苏在这方面做得可圈可点。

老苏是个很有反抗精神的人，有一件事很能说明老苏的性格。苏东坡的姐姐嫁给了苏东坡舅舅家的一位表兄，但是不久就死了。为此老苏十分难过，甚至还写了一首诗自责。姐姐的公公家，也就是东坡妈妈范夫人的娘家，算得上一个望族，有些权势和金钱，但是为富不仁。老苏编了一个族谱，刻在石头上，立了一座亭阁，然后借此召集了苏氏全族庆祝。大家注意了，这才是他的真正用意，他抓准这个族人都在场的机会，大声宣读了一篇对程家的檄文，历数他们一家为非作歹的事例，并从此断绝和程家的一切关系。

这件事和苏爷爷砸神庙有异曲同工之妙，都是对权威的一种大胆的反抗。要知道，当时的文化是把嫁出去的女儿看作泼出去的水，基本不是自家人了，没有娘家父亲肯为了外人去得罪望族的，何况为这些事情犯不上翻脸，老苏这样认真在常人眼里有点出格了。在那个时代，一切道德标准、行为规范都有一定的定规，但具体到本真的人性就不那么合常理而近乎残酷了，一个父亲为嫁出去抑郁而死的女儿叫屈，反倒成了小题大做、失格的事了。

从这件事里我们不仅能看出老苏的性格、反抗的精神，更能发现一个父亲对孩子的拳拳热爱之心。对女儿尚且如此，对一向器重的儿子能不付出全部吗？所有相关的心理研究都表明，一个无条件爱孩子的父母能对孩子的积极人格起到不可估量的促进作用。无论按当时的社会眼光还是按今天的情况推测，一个沉默寡言、保守孤傲的父亲，对于一个有点过于得意扬扬、一点都不矜持内敛的孩子，是很容易由不欣赏进而至缺乏耐心的，以对他未来好为理由来进行规劝乃至恶言相向、横加指责都是很正常的事，要知道有时一个冷冷的眼神就能在孩子幼小的心灵里种下阴影。然而苏爸爸完全不是这样。

老苏渐渐发现这两个儿子是如此的不同，而最令人担心的就是他这个冲动、爱表现的大儿子。纵观历史也好，横看天下也罢，汉民族历来不支持出头的椽子，推崇谦恭和含蓄。闷是安全长久的主调，骚是很遭忌讳、荼毒的。不装、不藏、乐于表现的人，总是大家最先攻击的目标，偏偏这个大儿子就是这么一个性格。他给大儿子取名叫轼，原本是希望他能像车前的横木一样，不张扬但又有不可或缺的价值。还给他一个号叫子瞻，意思是希望他能瞻前顾后，凡事多看看，小心谨慎点。但正如他所害怕的那样，儿子的性格像脱缰的野马无法控制并因此吃了无数苦头。苏家这架马车能走多远？他不免有些忧虑。他在旁边时常殚精竭虑地观察着，语重心长地提醒着，希望儿子能够一路平坦，躲避灾祸。

三苏来到京城，老苏结识拜会了文坛领袖欧阳修、张方平，尽心尽力地找名家推荐、庇佑，以期自己能和儿子们并行江湖。两个儿子都在欧阳修主持的殿试里取得了好成绩，特别是东坡，得到了欧阳修格外高的赏识。不幸的是，范夫人病逝，所以还没来得及做官，三苏便赶回家奔丧。

守丧期满后，三苏带着家眷一起再次出蜀进京奔功名，一路游山玩水吟诗作对，其乐融融。东坡当时二十来岁，这是他最心无忧虑、满怀一展宏图大志的时候，也是苏家最美好的时光之一。

两兄弟进京以后又参加了"制策"考试，东坡获得第一，弟弟也名列前茅。老苏也如愿不通过考试直接封官，三苏的学术和写作声誉一天比一天高。1061年底，东坡被封了凤翔府判官，去基层做官。留下弟弟子由照顾老父亲。父亲一直在为儿子担着心，在东坡与王安石因政见不合而彻底公然相左之前，苏爸爸就曾经写过一篇《辨奸论》，世人都认为在这篇文章里，老苏有先见之明地把王安石写成了一个大奸的人物，他把王安石形容成一个奇丑无比又能极尽折腾的祸国殃民之辈，要东坡格外小心提防。在王安石与东坡之争中，夹杂了太多政治因素，很难简单用奸或忠来评价谁是谁非，对他们的评价，历来仁者见仁、智者见智。但苏爸爸一腔护子之心明月可鉴，和儿子真性情不是一码事、有城府的危险人物就是大奸，这是他朴素的真理。而事实也真的如此，东坡在政治上果然就败在王安石手下，开始了他人生的挫折磨难。

1066年，老苏离世。老苏苦口婆心、循循善诱，在自己老去时把庇佑大儿子的接力棒传给了子由。两兄弟回四川给老爸守丧，他们按父亲的遗愿将他和母亲合葬，东坡在墓地种了三万棵松树苗，希望有朝一日这里郁郁葱葱。东坡还为父亲立了一座庙，里面放着父亲的画像和他在凤翔求得的吴道子画的观音像。

父子在一起的时间不能算短，彼此的关系和谐温暖，感情至深。积极父亲所要承担的安全保证、照顾、控制、智力开发，老苏都勤勤恳恳地完成了。更难能可贵的是，尽管性格差异这么大，老苏还是全心接纳了这个活跃得有点过分、爱调皮惹事的儿子，无条件地爱他，这是东坡积极性格发展最原始的基础。

3.2.2 善良明义的母亲

东坡的母亲去世得早，老苏在妻子的墓志铭里通篇叙说的都是遗憾惋惜之情，他写道，我是这么一个游荡着不爱学习的人，你担心我就此沉沦，总是规劝我。我也知道你的心，不在于让我做官，是希望我有出息，发挥自己的长处。你是个好人啊，我一直感叹，要没有你哪有我的今天！我现在老了，只剩我一个人可咋办啊，我盖一个两间房的坟墓，只希望将来和你相守。你这一走，我就失去了一个最好的朋友！在老苏心里，夫人是一个很有胸怀气度的好太太，是他想厮守一生的良朋益友。这也算古代夫妻间最温馨踏实的爱情了。

东坡的母亲范夫人是大户人家的小姐，有良好的家教，老公孤傲而且有点古怪，又喜欢游玩，规劝他步入正途很费心神。好在范夫人很有智慧，不急不恼掌握了丈夫的心，老苏最终迷途知返。儿子又是这样爱玩，苏妈妈要担负教东坡读书的重任。她给东坡读正直、英勇的文人的传记，母子俩读得热血沸腾，东坡问母亲自己能不能做义士，母亲就慷慨激昂地回答，既然你能做义士，我岂能不做义士之母?！这是一个有见识的正直的母亲，从小就为儿子指引了一条光明磊落的大道。苏妈妈从来都相信儿子会是个忠良的孩子，完全可以凭己之力一展抱负，前途光明。

范夫人很善良有爱心，从来不许家人捉小鸟，因此家中的树上总是有鸟窝。苏家有着生机盎然的院子，东坡还记载过曾经有只桐花雀在他家园中待了四五天。东坡长大以后，对花草山水还有人都充满了爱心。

史料上对范夫人的记载比较少，远不如老苏和小苏们的资料翔实，可从这有限的故事里，从丈夫和孩子们对她的感情流露中，我们还是可以约略知道这是一个什么样的母亲。心理学研究表明，“希望”在一个人婴幼儿、儿童、青少年时期都有一个明确的发展方式。充满希望特质的儿童，他们的父母都能给予他们温暖和安全的家庭，建立安全依恋，而且父母有能力成为他们的榜样，他们往往在一个有父母、兄弟姐妹、同伴、老师支持的社会关系背景中实现目标。东坡生长的原生家庭提供了他成长所需的积极关系，促进他成为一个满怀希望的积极的成人。而充满希望和乐观的人，面对挫折和不平的时候，比没有希望的人更能形成一种积极的信念，有韧性和能力面对挑战。这也是能在深陷牢狱之灾、不断被贬至蛮荒之地、在宦海汹涌中几度沉浮，支持东坡顽强不倒的重要人格特质。

3.3 当时四海一子由

研究东坡的关系，有一个人不得不提，这个人既不是他的老婆，也不是什么红颜知己，而是他的弟弟苏辙苏子由。东坡、子由的兄弟情深是有目共睹的，也有诗为证，东坡曾经写了一百多首与子由有关的诗。东坡最著名的咏月诗《水调歌头》里的千古绝唱“但愿人长久，千里共婵娟”，不是像通常人想的是和什么美人共婵娟，而是因为中秋节喝得酩酊大醉以后思念弟弟子由而作。子由为什么就这么重要呢？

研究一个人，最重要的莫过于研究他的亲密关系；看一个人的人格，从他与其亲密关系的交往，就可见一斑。亲密关系是一种有着多种成分的复杂概念，至少应该在六个方面与其他的一般关系有所不同：了解、关心、信赖、互动、信任和承诺。成人的亲密关系主要指朋友和爱人。子由在与东坡的关系里不仅满足这一切要素，而且扮演着一个很复杂的角色。子由的性格像父亲，虽然比东坡小三岁但从小就比东坡稳重，因此一直是由他照顾哥哥，提醒他、配合他、烘托他。父亲死了以后，他甚至还替代了类似父亲的位置。子由以亦父亦兄亦友的亲密关系，在东坡的显赫人生背后低调地写下了至关重要的一笔。亲密关系的质量影响着我们的心理健康。如果没有与人的亲密联系，人就会感到痛苦。有些人格特质会影响关系的质量，外向的、亲近的和有自省的人通常比那些缺乏这些特质的人有更多更令人愉快的关系。这些特质影响这些关系的一个原因是，它影响这些人接触他人时的情绪和情绪表现。东坡活泼、外向、热情，内心还一直有着长不大的孩子般的天真，自然而然地从小就得到了沉默寡言的父亲和弟弟的喜爱，以及他们由衷的心甘情愿的照顾。甚至东坡的儿子们，也依然充当照顾他的角色。

兄弟俩年纪相差不算大，从小就在一起玩，一起读书，干什么都绑在一起。因为东坡比较爱动，什么上树摸鸟蛋啥的，都是他在先，不过弟弟总是跟着他，只要是哥哥做的他就以行动支持。少年时代的东坡与弟弟极为亲密，两人在学习上互相切磋，生活上形影相随，常常一起畅游山水。准备大展宏图、才华横溢的兄弟俩一同应试进京，当时东坡二十一岁，子由十八岁。东坡以晋朝的才子陆机、陆云兄弟自比自己和子由，他曾这样写道：“当时共客长安，似二陆初来俱少年。”兄弟一起进考场，为了保证苏家不会被轮空，也希望哥哥能胜出，他们先商量定好调子，哥哥写得柔和点，弟弟呢就激烈点，结果后来哥哥真的得了第一名。

朝廷将两兄弟外派做官，而老父尚在京城，谁来照顾？又是子由主动留在京城照顾父亲，让东坡走出仕途的第一步。子由送东坡一家到四十里外的郑州，东坡眼看着弟弟骑着一匹瘦马消失在视线外，心有感触，写了首诗，说道“亦知人生要有别，但恐岁月去飘忽”。这是兄弟俩第一次离别，东坡不习惯离开弟弟。东坡刚开始做官的时候，心神不定。从凤翔到京都的信要走十天，东坡平均每个月要和子由互寄一封信。有一次，他写了一首有名的诗，“人生到处知何似，应似飞鸿踏雪泥。泥上偶然留指爪，鸿飞那复计东西”，将满腔的激情向弟弟倾诉。

子由不像东坡那么固执而且爱说话，大家都认为他是一个可靠又有智慧的人，所以他在官场比哥哥混得好，总能明哲保身。东坡在王安石变法过程中被免职挤出北京外派杭州，这时苏家的好友张方平指派子由到自己住的地方淮阳做州学教授，后来又把他带到商邱。东坡趁机到淮阳看望弟弟，一住就是好几十天，还帮他嫁女儿。住在子由低矮的房子里，东坡写诗逗弄个子比较高的弟弟，说他正在那一本正经地看书呢，忽然不小心一起身就被屋顶撞了头。

哥俩经常去湖边散步、划船，讨论国家大事、日常小事，还有他们的未来。子由劝哥哥不要那么爱表达，不要什么事都直言不讳。东坡却说，如果不把话说出来，就好比吞了苍蝇那么难受。子由又劝他，那就分人吧，总有些人是不可以信任的。结果东坡又说，我藏不住秘密，老想和人说实话。在后来的日子里，子由就一直这样不断地规劝着哥哥，为他担惊受怕。

东坡和子由一家共度了美好的中秋节，之后兄弟俩有六年没有相见。离别是缠绵的，子由送他坐船顺流而下到颍州，又在那里陪了他两个礼拜，两人才依依不舍地分别了。东坡为此写道，“近别不改容，远别涕沾胸。咫尺不相见，实与千里同。人生无离别，谁知恩爱重”，体现了他和弟弟难舍难离的感觉，这情感的热烈、深厚已经高强度地超出普通的兄弟了。

东坡最后一次被贬到海南，路过滕州，和弟弟碰面。临走子由送东坡到海边，他们在船上彻夜未眠，都担心这就是最后一面了，而事实果然如此。“君虽为我此迟留，别后凄凉我已忧。”因东坡旧疾发作，子由劝他戒酒。没想到哲宗病逝，新皇登基，经过一番波折，东坡被允许可以随处定居。东坡欣喜地决定要与弟弟为邻，却在会合的路上病倒，终于没有见到子由就走了。子由很为哥哥难过，按哥哥之前的嘱托为他写下情深意切的《东坡先生墓志铭》。文中不仅赞美哥哥的才华横溢，政绩显著，还将哥哥的品格和古代闲人伯夷、叔齐相提并论，认为哥哥遇见好人好事就极力赞誉，遇见坏人坏事就尽力斥责，遇见正义的事情就奋勇去做，不顾个人安危，因此一生常常困顿，但始终不后悔，可谓求仁得仁。从这篇墓志铭中可以看出子由多么推崇、看重东坡，同时又十分了解他。

子由虽然是弟弟，但性格沉稳谨慎，经常冷静地给东坡以提醒。对东坡这个一再因口无遮拦而引起祸端的哥哥，子由一直扮演着默默支持、无私保护的角色，为东坡渡过人生难关起到了重要的作用。子由在原则问题上给东坡以理性的分析，在生活中照料他，为他的一喜一怒牵动着心绪，和他同喜同悲。东坡则对子由十分依赖，他的几乎每一件大事小情都渗透着子由的影子。考功名是一起考的；写的好几首非常有名的诗文，都是因为想念子由；因为文字狱第一次被贬黄州的时候，子由上书请求以官位为哥哥赎罪，结果自己也被贬到离黄州不远的高安；东坡景仰陶渊明所写的一百二十首《和陶诗》，专门请子由作序；东坡走后，又是子由为他写墓志铭。

东坡如何看待子由呢？“我年二十无朋俦，当时四海一子由”，子由在东坡心目中的地位无人可替代，东坡对子由的感情是很多重的，“岂独为吾弟，要是贤友生”。东坡曾反省“我被聪明误一生”，然而让他选择，无论遭遇多少挫折，他还是会直言不讳，就像他在给皇上的待罪书里坦承的“屡以此获罪。然受性于天，不能尽改”（《辩贾易弹奏待罪札子》）。而总能保持头脑清醒的子由，可以让东坡的一颗太容易激动的心平静下来。东坡在郁闷、想要发泄的时候会想到谁，向谁倾诉呢？一杯清酒，一轮明月，再就是弟弟子由了，他在多首诗中都表达了这种对子由的思念和依赖的感情。一方面，东坡把子由当成了一直照顾、规劝自己的父亲的替代。另一方面，东坡为弟弟写的名为《戏子由》一诗中，前十六句写子由，后十句写自己，最后四句双收作结，这样不分彼此地融为一体，正是表明了东坡把子由作为另一个自我，一个明哲保身、不会惹麻烦，人生也就没这么多挫折、打击的“我”。

东坡与子由这种无比深厚的情谊不但一直保持着，而且老而弥笃，成为他们坎坷人生道路上互相支持、互相慰藉的巨大力量。

3.4 琴瑟和谐的夫妻

古代的夫妻关系和现代有一点不同，女人多数处于从属地位，夫妻地位相差过多，和在现代心理学研究中的夫妻关系有一点差异。心理学家认为，夫妻关系是很重要的亲密关系，它实际上是原生家庭的某种缩影和延续。一个在原生家庭中建立了安全依恋的人，容易在夫妻关系中获得成功，这一点在古代和现代并没有太大区别。东坡在原生家庭的积极关系，对于他发展自己的小家庭关系有很大的促进作用。和很多古代所谓大人物过于沉浸于一本正经的传统夫妻角色不同，东坡与三任妻子都非常恩爱，琴瑟和谐，而且在他的夫妻关系中，还体现了某种现代夫妻的维度，比如专一、平等交流等等，这在当时那个年代非常有进步意义。

东坡有两任正式妻子，王弗和王闰之，她们是堂姐妹；再有一个王朝云，作为买来的丫头来到苏东坡家时，她只有十二岁，后来被娶为妾，曾经生过一个孩子，不幸很小便夭折了。在苏东坡的后半生中，朝云一直陪伴左右，在流放的荒蛮之地也不离不弃，东坡非常倚重她，并引为知己，虽然以妾的身份存在，但其作用和地位基本都相当于妻子。虽然有三任妻子，但她们是先后出现的，东坡还是一夫一妻，并没有像很多古人那样三妻四妾，尽管他有很多那样的机会。

在他的诗中经常能看到他妻子的影子，比如“子还可责同元亮，妻却差贤胜敬通”，敬通是东汉一名学者，妻善妒且凶悍，东坡认为自己的妻子好得多了。东坡还称妻子老妻，言语中充满亲热。有个疑问，究竟是因为苏东坡自己具有积极人格、善于发现他人的优势，愿意多夸奖妻子，所以三任妻子才会都那么好，还是他的妻子们本来就是那么好？这可能是个二重促进作用。研究发现，乐观的、热情的和活泼的情绪通常发生在外向的和具有亲近性的人身上。具有快活情绪的人通常在与他人的接触中都会感到高兴和获益。长此以往，他们在婚姻中也感受到了更多的满足。

3.4.1　少年正妻王弗

东坡兄弟结婚都不算晚，一个十八岁，一个十六岁。原因很简单，他们要进京赶考了，父母怕他们考中以后，富商之流会蜂拥而至，到时拒绝也是个麻烦事。与其那样，不如早早选个知根知底的同乡。东坡的家搁现在算高级知识分子家庭，而且父母又都很爱东坡，很了解他，所以他们选中的这个儿媳果然十分适合东坡，能替他们好好地照顾这个不省心的大儿子，她就是王弗。王弗比东坡小三岁，是东坡的老师王方的女儿。她聪明沉静，不疾不徐，在后来的共同生活中也属于经常跟随在身后提醒东坡的角色。王弗死后，东坡回忆说，王弗每天都用父亲的话告诫他。她经常把东坡的行踪问得仔仔细细，然后告诉他既然已经远离父母，就得自己处事谨慎，作用堪比一个女版的子由。

想当年新婚伊始，东坡还颇有点以学士自居，有点看不起王弗这个乡下丫头的意思。王弗也不吭声，就在东坡晚上挑灯读书的时候，一边做点活，一边在旁边陪伴着。时间久了，大学士也就不装酷了，有想不起来的什么就自言自语地问。

结果有这么一天，东坡正在疑惑一句话的出处，忽然听得耳边有个温柔的声音说出了一个超级正确的答案，东坡回头一看，正是娇妻王弗。这一下可把东坡惊呆了，他有点不相信地问王弗，你你你也读过书吗？王弗回答得很贴心，说跟大学士这么久，耳濡目染也学会不少。东坡便考起她来，结果发现她原来还真是懂得一些文理。从此以后，东坡和王弗的读书就有了不一样的意味，成了他们夫妻的一种闺房乐趣，你引经来我据典，你吟诗来我作对，伴着会心的笑。王弗也会陪丈夫湖边闲游，小径漫步，满足大诗人的一切浪漫情怀。夫妻是需要这样的情趣的，王弗不再是一个和夫君不能相知相敬只会做家务的老妈子，而是真正被大学士放在了一个大学士妻子应有地位的聪明有趣的女人了。这也是为什么夫妻需要门当户对的一个原因，生活背景、爱好、知识水平必须有一定程度的相似，夫妻才更容易互相理解与和谐。大学士夫人如果不识字，始终是一件憾事。可见，东坡原来是把妻子当传统女人看待的，本来期待不很高，可一旦有了这个惊喜，东坡便从心中更接受这个美丽聪慧的夫人了。他们的夫妻关系从绝对主从关系走向了基本协同关系，这一点具有非常积极的意义。

从性格和追求来看，他们又是互补型夫妻。东坡喜爱表现、总是风风火火，王弗心有城府、做事不急不恼；东坡随性、追求自由自在，王弗倾向现实，追求传统成功。东坡心思简单，不会分辨好人坏人，王弗则特别替他留意着。东坡在家里请朋友做客，聊天，王弗就在后堂仔细听着。等客人一走，王弗就出来评价、提醒一番，比如，这人不靠谱，哄着你说，不怀好意；那人自来熟，这么快能称兄道弟极尽亲热之能事，将来翻脸肯定也能疾如翻书。可怜王弗一番心意，东坡直到人家真的背叛了他才回来验证，发现妻子原来这么英明。

王弗和东坡的美满婚姻持续了十年，因王弗病逝戛然而止。王弗没有经历夫君被贬被押的种种磨难，她和东坡在一起的十年，是东坡最青春飞扬、无所忧虑的年代，未来充满希望，从这个意义来说，她还是很幸运的。东坡为她写了《亡妻王氏墓志铭》，然而才高八斗的大学士，生命轨迹正处于持续上扬而且无法估量的阶段，丧妻之痛似乎还不至于那么彻骨难捱。这篇祭文前面都是讲她如何孝敬公婆、如何对自己周到的琐事，属于中规中矩地为传统好媳妇歌功颂德。只在结尾写了一句，从此我永远没了依靠，人虽已走，我的感情却怎能减弱？总体看来好像稍欠缠绵、有点单薄。而那首流传千古、忧肠百结的词却是东坡十年后写的。

十年后的东坡，已经明白什么叫生活的磨砺而不得不变得成熟起来，回忆起那个阶段少年夫妻的美妙，和眼前的处境形成了微妙的对比，不免感到格外的刺心。这温柔端庄而又如此聪慧明智的新娘早已长眠于地下，两人在一起的一幕幕和着人生某一个阳光明媚的阶段，曾经蛰伏得那么深，如今终于能清晰入梦，在眼前栩栩如生起来。逝者如斯夫，他此刻真觉得肝肠寸断、无与伦比的难过了。

“十年生死两茫茫。不思量，自难忘。千里孤坟，无处话凄凉。纵使相逢应不识，尘满面，鬓如霜。夜来幽梦忽还乡。小轩窗，正梳妆。相顾无言，惟有泪千行。料得年年肠断处，明月夜，短松冈。”这首凄美绝伦、百转千回的悼妻词终将永远刻在人们的心里。这段意气风发的少年夫妻生活，促进了东坡的成长，给东坡带来了十分积极的影响。

3.4.2 结发妻子闰之

大学士何能无妻，在王弗走后三年，东坡续弦娶了王闰之。王闰之是王弗的堂妹，东坡曾经到王家去玩，闰之当时只有十多岁，大家一起郊游野餐，闰之对这位英姿飒爽的大才子早就十分注意。她比东坡小十一岁，全心景仰着东坡，凡事都顺着他，想着法子让他开心。这段婚姻维持了二十多年，也是以闰之病逝告终。闰之感受了东坡最为丰富的人生，也经历了最多的磨难。

王闰之和王弗的风格不太一样。王弗是个端庄贤淑、知书达理的夫人，而闰之则是更温柔随和、活泼有趣的生活伴侣。她虽然也是进士的女儿，却不像王弗那样适合陪东坡读书，更多的时候她是为他洗手做羹汤，准备下酒菜，照顾他的身体和情绪。她是一个纯朴的有生活智慧的人，安贫乐道，随遇而安。教育得了前妻的孩子，准备得了待客的酒菜，甚至医治得了生病的耕牛。

有时候她也会说出让人惊喜的话，在东坡屡次拿月亮说事之后，某一天闰之忽然说，秋夜的月亮太悲凉了，我喜欢春夜的月亮，让人觉得满心欢喜。看来她也懂月亮，而且是个天生喜欢快乐的人，这样的情绪当然也会感染东坡。作为诗人的东坡，情绪是高低起伏，不那么稳定的。而闰之就是把他拉回平衡点的杠杆，她以朴素的人生道理和态度来对待这位思想活跃的大学士，反而能够安抚他激烈的思绪。他们迁居密州的时候，生活艰难。有一天东坡为朝廷的事情不痛快，恰在这时孩子们又来拉扯他，想让老父陪着玩。他跑去向闰之告状，抱怨孩子们傻，普通的妻子一定要为他竟然这样说生出闲气了，闰之却不为所恼，笑嘻嘻地嗔怪说，你才傻哩，整天闷坐着有啥用？不如来点小酒就好菜。东坡一下子就转怒为喜了，还有点惭愧，本来自己才是积极大家，怎么倒不如家庭妇女明事理了？

东坡的名声越来越大，而且他也是个爱玩之人。仰慕他的人如滔滔江水，身在官场，他出席的场合也经常有歌妓相伴。东坡爱笑爱闹，并不会装出眼观鼻、鼻观口的道学家样子，甚至还曾经故意嚣张地带歌女到不允许女人进入的寺庙。即便在那个妇女地位普遍低下的时代，敢作河东狮子吼的妒妇也并不少见，然而闰之十分信任东坡，从来不追问他做了什么，放心大胆地放东坡向高飞。不只如此，她还支持他和朋友们饮酒作乐。如果没有她早预备好的美酒，岂能有东坡千古流芳的名作《后赤壁赋》？支持和信任，构成了东坡和闰之夫妇积极关系的基石。

不过闰之终归还是个女人，胆子很小，关键时候还要东坡来哄。“乌台诗案”中，官差骑着大马忽然来到东坡家中，没事先给个心理准备就打算抓东坡入狱，家人一看都哭了，闰之吓得不知道怎么办好。东坡虽然自己心里也没底，但笑着给夫人讲故事，说古代隐居的杨朴不愿进京却被押到朝中，皇帝问他是否会写诗，他说不会，皇帝又问有没人送他出来的时候写诗给他？他说只有臣妻写了一首：“更休落魄贪酒杯，亦莫猖狂乱咏诗。今日捉将官里去，这回断送老头皮。”诗句幽默诙谐，又十分应景，哭得正伤心的妻子听到这首即兴诗也忍不住破涕为笑。为诗所累进了监狱，让闰之担惊受怕，结果出狱以后东坡还要写诗，闰之一气之下烧掉他的诗稿。东坡也不生她的气，反倒来安慰他。两夫妻不存在谁高谁低的问题，重点是这段关系中他们都能弥补彼此的不足，补台而不是拆台，让家庭氛围更有助于他们相依相伴、快活地生存下去。

在杭州期间，闰之感到照顾夫君已经有些力不从心，所以就未雨绸缪，主动为东坡买了一个丫头，希望她能替代起自己的责任，这就是后来接替闰之继续照顾东坡的王朝云。闰之死后东坡为她举办了隆重的葬礼，请名家画菩萨像，还叫和尚做法事超度。过了十年，东坡和闰之合葬在一起。

3.4.3 红颜知己朝云

世人对朝云和东坡的故事最爱渲染，很可能因为朝云是如此年轻，老夫少妻、白发红颜本来就受人关注，容易满足世人猎奇的心理，东坡又为她写了那么多意味深长、格外有情调的诗句，很容易让人联想到艳情。更重要的是，朝云始终如一地景仰、照顾东坡，不离不弃，成就了一段佳话。秦观曾经写诗赞美朝云，说她美如春园，眼如晨曦。女子有德又有容，东坡得此知己难能可贵，这段感情最具有现代爱情的因素。

朝云的好，不仅仅是在全心照料东坡的起居。东坡的前两任妻子虽然都贤惠温柔，但缺乏艺术方面的修养，朝云满足了东坡对艺术和精神的追求，这与她天资聪颖、浪漫多情固然有关，还有一个很重要的因素就是她非常努力地向大学士靠近。在夫妻关系中，试图与对方境界相匹配的努力非常重要。东坡喜爱这个小女孩，也努力教她，他们之间本来是有很大的差距的，一个是名满天下、才高八斗、年已四十的大学士，一个是不谙世事、没有根基、不通文理的十几岁小丫头，然而凭着一个全心景仰、一个满心疼爱，在共同生活的这二十几年，两人的精神交流越来越契合，培养出知己般的情感。

谁是最了解东坡的人？朝云。因为只有她知道东坡的大肚子里装的不是满腹经纶，也不是诗词文章，全都是不合时宜。而朝云最令大学士心动的莫过于对于细腻情感的把握和品位。最明显的例子是朝云为东坡唱他写的那首《蝶恋花》。"花褪残红青杏小，燕子飞时，绿水人家绕。枝上柳绵吹又少，天涯何处无芳草？墙里秋千墙外道，墙外行人，墙里佳人笑。笑渐不闻声渐消，多情却被无情恼。"每次一唱到"枝上柳绵吹又少"，朝云就开始哽咽，掩面哭泣，东坡问她何故？她答，就是唱不下去"天涯何处无芳草"。东坡大笑，我才悲秋，你又伤春起来！东坡知道朝云是为自己像芳草一样沦落天涯的命运感到无奈与辛酸，他笑着安慰她，心情却为此激荡不已，感慨虽不得已沦落至此，但终有自己的小妾竟能这般体恤人情、善解人意，人生得一知己，夫复何求！

东坡被贬到惠州的时候，朝云刚三十一岁。朝云十分敬仰东坡，也最能理解他，东坡感激她相伴谪居，曾写诗赞美她。共同修道、参佛，让他们不仅有了更多精神追求，也让他们在信仰的庇佑下，更好地度过生活的磨难和痛苦。一直陪伴他晚年的朝云去世后，东坡将她安葬在丰湖边的山脚下，丰湖曾是他最喜欢的野宴场所。东坡在墓边建亭以纪念，写下楹联"不合时宜，唯有朝云能识我；独弹古调，每逢暮雨倍思卿"。他们信佛，在这里合建了放生池，朝云死后他不忍再去。东坡在一首咏梅诗中歌颂朝云"玉骨那愁瘴雾，冰姿自有仙风"。有这样的知己相伴，诗人不会觉得生活那么困苦、失意，朝云是东坡在惠州流放时最大的安慰。

婚姻系统模型认为，夫妻必须在感情的交流、问题解决的交流和角色兼容等维度上实现最佳功能，才能成功地进行合作，体验婚姻满意度。而东坡在和三任妻子的关系中，不存在压抑和正常情感的不满足，实现了最佳功能，充分体会到了积极的关系带来的精神力量，并使之成为自己强有力的后盾和支持。用现代的标准衡量，正常的感情和需求被压抑或者消除，带来的是人格的不健全。古代儒家推崇的完美人格，实际上对人性发展是一种阻碍。东坡并不是人格完美的典范，但他是个健康正常的人。健康生活的前提是人格的健康发展，东坡与妻子们的关系完美、融洽，成为东坡排解苦闷和愤怒的避风港，给他饱受摧残的生活带来了一抹亮色。

3.5 呼朋唤友满天下

人们已经普遍接受了重要社会关系是健康和幸福的关键这一理念。个体人际关系的广度和深度会极大地影响他的健康。人如果有更多的社会支持、和朋友有密切的联系，身心也就更健康、更少生病和更少感到压抑；可以更快从身体疾病和心理问题中康复。东坡在“乌台诗案”后得到了众多挚爱亲朋的争相解救，就连“对手”王安石也在皇上决定是否要杀东坡的时候仗义上书，“安有圣世而杀才士乎?”东坡最终得以幸免了杀身之祸。而后来漫长的流放生涯中，东坡也是靠与兄弟、朋友等的交往，才不至于独自抑郁难安的。

东坡的朋友遍天下，有对他提携有加的长辈，有彼此欣赏的同辈，有他全心喜爱的弟子、日常交往的邻居，还有更多本来素昧平生的百姓。这么多人喜欢与他交往，除了因为他才气高、人品好以外，还有很重要的一点，就是他本人极其喜爱和愿意交朋友。东坡是个离不开朋友的人，一天无人来就难受得慌。日子好的时候，他呼朋唤友，游山玩水，饮酒作诗；生活艰难甚至交通不便的时候，他依然能与朋友书信不断，广泛地与身边的各色人等交往，聊天谈心，学习生活技能，种菜做饭，还有作诗。所以他这一生，最不缺的就是朋友和诗。

东坡能交到为他不顾一切的真朋友，其中有在东坡流放期间为了来安慰他而把自己交待在路上的，有不远千里步行来为他传达家中消息的，还有那个在他死前衣不解带守在他身边的钱世雄。钱世雄是东坡真正的朋友，不像常人那样，将朋友得意时簇拥、失意时抛弃，他正相反。越是东坡最困苦难捱的时候，越是能得到钱世雄的关切和全心投入。甚至为了照顾东坡，受其所累，钱世雄一世不得做官，自己也是贫病困苦。这些真朋友和东坡这么情深意切，一方面，是因为东坡人格魅力闪耀；另一方面，人以群分，东坡身边聚集的都是与他同样的真君子，也反映出东坡自己对朋友的真心投入。精神层面的深度交流，让他们之间的友谊突破了世俗的牵绊。

东坡与人的交往从不受身份影响。比他出道早的欧阳修，照样和他一起喝酒吟诗，谈古论今，其乐融融。投入他门下的弟子们，他也不以老师的威严压制他们。他特意模仿过弟子黄庭坚的诗风写诗，还问弟子们他和另一个徒儿秦观的诗谁好？弟子们也不客气，说您的词像诗，他的诗像词，开着玩笑就把实话说了，不会刻意逢迎老师。因为东坡这种天真直率的性格，才形成了这种和谐、幽默、平等的气氛，让他和弟子们之间发展出一种互为师友的良好关系。他和弟子们的情谊非常深厚，彼此由衷地欣赏和喜欢。他死后，黄庭坚把他的画像供在家里，早已超出普通意义上的尊敬了。

东坡在任何一地生活，都能与当地人融合。无论是农夫、农妇、和尚、道人、酒监、药师、郎中还是当地的知县、太守，东坡都能与之成为朋友。他在"东坡"躬耕的时候，四邻送花木、树苗、需要的物品给他，还帮助他栽种，"四邻相率助举杵，人人知我囊无钱"。东坡每天一边在田里工作，一边重组诗句配上民歌，教农人唱，自己也跟着一起唱。东坡被贬黄州时，曾穿草鞋出门，雇一条小舟，陪渔夫和樵夫过一天。凡东坡待过的地方，人们都把东坡看作本地人。东坡与普通他人的关系，突破了封建士大夫习惯于自立端庄形象的束缚。

政敌最后把他贬到苍蝇都不拉屎的海南，原本是要让他寂寞、落荒而死。谁知他带着大狗，坐在村头大树下，听不识字的农人讲故事。

纵观东坡的一生，我们发现从时间上看，他的消极关系偏向前半生，积极关系偏向后半生；从主体对象来看，他的消极关系主要指向工作关系，特别是领导，积极关系更多指向生活关系，艺术同道，以及部分同事；从境遇来看，消极关系是在他意气风发的时候发生，积极关系倒是更多存在于他饱受折磨的阶段；从范围来看，消极关系占据的阈限短而猛烈，积极关系占据的范围广而深邃。消极关系就在那么短短的一段时间内发生，但带来的影响难以磨灭。也就是说东坡在一生的大部分时间，都试图在用积极关系抵消消极关系带来的巨大影响。

我们观察东坡的积极关系可以发现一个有趣的现象，所有人都试图也愿意照顾他，他们包括他的父亲、妻子们、儿子们，子由、太后们、朋友们，甚至偶然认识的陌生人。说明在这些关系中，东坡懂得示弱和主动表达了自身的需要，其实所谓的大学士，内心在很多地方都像个纯真的孩子，而正是这本真的性情、主动沟通的态度，帮助他建立起了如此积极的关系。相反，在消极关系中，东坡更多体现的是强硬、固执、自以为是的作风，形成不了良性互动也不是什么意料之外的事。

不断地经历，不断地成熟，东坡醒悟到了这个关系的奥秘。于是他在中年和晚年远离了消极关系，生活在自己建立的积极关系网络里，找到了内心的平静。

Ⅳ 鸿飞那复计东西：积极情绪

东坡的弟弟子由和东坡一样，也是唐宋八大家之一。子由评价哥哥说，原本他俩诗文的水平还是半斤八两，可自打东坡被贬到黄州以后，两人之间的差距就八匹马也追不上了。子由说这话固然是因为谦虚和对兄长的一片敬爱，但是也说出了一个世人都观察到的事实——经过挫折的东坡迅速成熟起来，诗文水平、人生见地都上了一个巨大的台阶。为什么挫折反倒让东坡取得了更辉煌的成就呢？

一项名为"斑马为什么不容易得胃溃疡"的心理学研究表明，处于非洲丛林的斑马，需要经常面对能导致它生命危险的狮子的袭击，斑马逃离现场时的生理压力和人遇到压力情境的反应是一样的，这种长期的精神紧张是人类患胃溃疡、心血管疾病、抑郁、焦虑的原因之一。一旦斑马到达安全区域，它的生理反应立即消失而恢复到正常状态，所以斑马经常处于压力环境中但不因此生病。人类因为拥有预见未来和回忆过去两项技能，反而不容易在经受压力和挫折后立刻恢复。积极情绪就是那些从挫折中恢复过来的人们的最好的秘密武器，是一个应对逆境的重要方法。具备韧性和不具备韧性的人，最关键的差异是他们是否拥有积极情绪。

外向型的人比内向型人所报告的积极情绪会更多，主观幸福感也更高。外向的人为什么更快乐？研究发现，外向的人更喜欢社交，遇到问题喜欢去寻求朋友的帮助，朋友可以充当压力的缓冲器。这点在东坡身上体现尤为明显，在流放、被贬谪的漫长岁月里，东坡与朋友、与弟弟的交往都是他心灵的慰藉。最让他难过的事情不是被流放，而是被流放期间，很多朋友不来往了，甚至连信都不回，这种避犹不及的态度才是最让他无法忍受的。看东坡的诗词不难发现，它们很多都是在与亲朋好友喝酒、闲谈、赏月、游览之后完成的。东坡在诗词、绘画、书法等多个领域体现的创造力，正是其积极情绪拓展思维的表现。东坡面对过去、现在的人生态度，也充分体现了他的积极情绪。

专门研究积极情绪的心理学家芭芭拉·弗雷德里克森(Barbara Fredrickson)认为，增加积极情绪的办法有真诚、找到生命的意义、追随你的激情、利用你的优势、与他人在一起、享受自然的美好、打开你的心灵等。东坡简直就是这一理论的最好的实践典范。他真诚地寻找生命的意义，敞开心扉，随着激情，和自然、和百姓充分融为一体。以东坡为镜，现代人也可以找到属于自己的增加积极情绪的方式。

到底什么才是积极情绪？它是指快乐吗？心理学家不喜欢用“快乐”这个词，因为它过于泛泛，不够科学和具体。弗雷德里克森把积极情绪细分成十种更清晰的表现形式：喜悦、感激、宁静、兴趣、希望、自豪、逗趣、激励、敬佩和爱。我们只需打开东坡被贬黄州后的生活，就可以通过这本活字典更好地了解积极情绪了。

4.1 积极情绪让你活在当下

也许很多人以为，一个每时每刻都很快乐的人才是最幸福的。实际上，科学研究表明，适度的消极情绪也是很有必要的。有研究指出，积极情绪与消极情绪的配比是有合理的范围的，要高于 3∶1 且不超过 11∶1 才能够达到欣欣向荣的状态，低于这个值就有可能抑郁或者不够积极。消极情绪其实就像人的疼痛感一样，是保护人类遭受挫折和不幸时的正常应激反应。就像听到老师严厉公正的批评都一点不会难过的学生，可能既不会避免更多的指责、也不会就此进步，这说明完全没有消极情绪并不一定好。消极情绪能让人有个重心，可以脚踏实地、规避风险。20 世纪 20 年代的“特曼人”研究发现，“很快乐”的个体与“极其快乐”的个体相比，“极其快乐”的人寿命更短。也许正是因为少了消极情绪的约束，这些“极其快乐”的个体就可能不注意保护自己，比如从事危险行为，错过疾病的最佳治疗期等。

只要是正常人，都会有也必须有消极情绪，真正要命的是沉浸于消极情绪而不能自拔。对过往的美好时光不能心存感激，对过去的不幸夸大其词、念念不忘，这两种行为是我们得不到平静、满足和满意的罪魁祸首。反复咀嚼痛苦、不肯解脱，甚至无限度地扩大焦虑源的做法，还能最终导致悲剧的产生。实际上，坏事总比好事让人感觉更加强烈，这就叫做“消极情绪偏见”。消极情绪就像一个妖娆的女人，更善于抓住你的注意力，把你吸引过来，并且让你一直关注着。艰难时期不可避免会带来消极情绪，它一不留神就能把你拉入恶性循环。不过积极情绪可以帮你刹车并恢复过来，它位于人类韧性的中心，能打开你的心灵和思维。具备韧性的人更少抑郁，而具备和不具备韧性的人之间，最关键的差异就是是否拥有积极情绪。

东坡的青年时代家人爱、外界宠，顺风顺水，让他一直处于洋洋得意的自我满足中。“乌台诗案”一来就猛地把这个听惯夸赞的才子投入监狱，严加逼问虐待，非要交代罪行才算罢了。这真好比晴天霹雳，生要从风流倜傥的长袍下逼出个“小”字来，把个大学士一下子就打懵了。虽然最后的结果并没有带来性命之忧，但这一次猛烈的打击给东坡的人生带来了不可磨灭的影响。他灰溜溜地被流放黄州，给了个不管事还要被人监管着、毫无尊严、更无发展前途的闲职，让他的人生字典里第一次有了“痛苦”二字。任谁遭遇这巨大的挫折和刺激也不可能一无烦恼、嬉笑人生，立马就乐天知命，即便是打不倒的苏东坡。

刚被流放的日子里，他的内心怎么也无法平静，委屈得很，死活想不通。他像个老头儿一样闭门兀坐，神情呆滞，一语不发，借酒浇愁。这凄苦怎一个“愁”字了得？

他感觉本来就展现在不远前方的美好未来忽然就被一双看不见的大手抢夺走了。满腔的才气都沦为写反诗歪诗的雕虫小技，被人嘲笑和侮辱。那些张牙舞爪的人们中，好像还有曾经对自己崇拜非常的所谓熟人朋友。有生第一次，他开始怀疑自己的价值，拷问立身之道是否合乎这个世界、自己存活在这个世上是否只是苟活而已。东坡不想见任何朋友，不再相信任何人。

每天在家里待着终会烦闷，特别是东坡这样原本外向活泼的人，他终于想出门透口气了。大学士的作风陡然一变，不再趾高气扬像个大明星一样随时预备着逢人就给人签名送诗了。本来爱美讲究潇洒风采的他换上最普通百姓的衣服，还故意穿得难看些，试图混迹在市井百姓之间。他也的确成功了，在湖边混杂在乱七八糟的赶潮、走路的渔夫樵夫之中，甚至有渔民还嫌他走得慢毫不客气地推搡和叫骂起来了。大名鼎鼎的苏东坡真的在一刹那达到了无人识的凄凉而无奈的地步。从洋洋得意到如此低调卑微，这转变真有点滑稽可笑得让人一下子无法接受。

游山玩水一直是东坡的爱好，这会儿给他带来的却是完全不一样的感觉。祖国山河还无限好，可在东坡眼里实在是充斥着孤寂落寞之感。实在无聊的时候，他想到下田种菜。他没想到的是，一个舞文弄墨的学士要用余生摆弄土坷垃。他茶不思，饭不想，就是偶尔还会喝酒，喝了酒又很爱醉，醉到后半夜回家，幻觉中觉得小童的呼噜声水平远高于自己。家人也好仆人也罢都只管自己甜睡，没想到凄凉的人还没归来。无人应门，他只好凄凉地待在门外等，看着惨白惨白的月亮，他欲哭无泪，忍不住顾影自怜起来。

这样凄凄惨惨切切的光景夹杂着新生活的新鲜刺激，大概维持了一年左右，东坡开始有些厌烦和不耐烦了。恰在这时，老友为他请到一块地。一说地，咱马上可以想到的就是可以盖大别墅了，其实满不是那么回事。别说这地方毫不出色，甚至可以说十分贫瘠和荒凉，就说东坡一个戴罪之人，不但没有钱建什么豪宅，就是有人肯出钱，也不合适。不过有地就可以有新家园，在看到这块地的当时大学士就为之一振，暗暗下定决心要开始一番新生活。艺术是相通的，东坡一直对建筑有兴趣。他亲自设计，修了几间别有风味的小草屋，估计就像现在网上很火的家庭客栈的风格。有肉无竹显得俗，有屋无画少文化。文化和艺术是很玄妙的东西，有了它们，可以化腐朽为神奇，把本来一钱不值的东西变成无价之宝，艺术家的双手就有这样的功效。东坡在简陋的草屋四壁画满了雪景，借鉴自己喜爱的大诗人白居易的创意给小屋命名，题上铿锵有力、豪迈苍劲的"东坡雪堂"四个字，顿时就令这小屋蓬荜生辉。大学士给自己也起了个和这屋子一样响亮的名号，自此，一个崭新的"东坡"出现了。中国人讲究名字代表一个人的命运，名是父母打出生就赋予的，不能改变，也不一定合适，但字完全可以按自己的心意取真正喜欢和符合本性的，这就像现代人的网名，彰显着个性。从此世人就以"东坡"称呼他，千百年来，这个自封的号比他的本名被叫得更加响亮和亲切，广泛流传。

东坡开始了自给自足、虽然辛苦但也颇自得其乐的农夫生活。还别说，如果你肯踏踏实实沉浸其中，种地不是只有辛苦还是颇有些乐趣的。使惯毛笔的东坡要用起锄头来，还是要费点工夫，何况家里又穷得叮当作响连工具都不能凑手，一切都得从头来。邻居们有送花木的，有送树苗的；有送种子、教一下如何栽种的；也有拿工具、再手把手教怎么用工具的。"四邻相率助举杵，人人知我囊无钱。"东坡一点也没客气，高高兴兴地接受着帮助。他主动向邻居小朋友打听地里的害虫要怎么处理，甚至和他一起挖了一口井，当田里长出第一株新绿的嫩芽时，还是这个小友跑来告诉东坡的呢！一大一小两个孩子雀跃着冲向地里去欣赏大自然和人齐心协力的成果时，那喜悦绝不亚于金榜题名时的热烈！

东坡到底是东坡，没有点创意那就愧对艺术家的称号了。他在田间种地，可不只是像农人那样只管种地。他重组了诗句再配上民歌，一边用一种特殊的像小车一样的工具除草，一边有节奏地歌唱，周围的农人都被吸引住了，他就趁势普及了一下艺术，结果成绩十分显著，几个月下来都够组一个农民唱诗班了。经过了苦闷压抑的东坡，此刻既不再以为痛苦是自己独有的，必得独自咀嚼痛苦的滋味、抱怨苍天的无眼、质问生活的不公，也不认为这一切都不能忘却，而是主动坦然地放下愤懑不平，一边在田边耕作，品尝收获的喜悦；一边让自己的艺术和现实结合，开出绚丽的创造之花。

他发现农舍后面的远景亭视野好生开阔，放眼望去，祖国山河一片大好。邻居家养着一丛茂密的巨竹，遮天蔽日，夏天乘凉可好着哩！他选了平滑的竹箨给太太做鞋衬里。生活的点点滴滴如此美好，他都快要没空想起自己曾经那么难过了。

忘记过去的不快和充分体会新生活是相辅相成，互相促进的。无法忘记的人，就没办法看到眼前；而不能在当下找到生活乐趣和满意的人，自然就会对过去念念不忘。那些沉溺于痛苦的抑郁者，真应该好好学习东坡的生活态度，他做每一件事都是这么投入和认真，并且从中体会到快乐和幸福。他诚心诚意地感激老友为他寻到一块可以平静安身的土地，在经历挫折之后开拓了幸福的家园；感激老天爷赐与的美丽的风景，带给他无穷的视觉享受和心灵宁静；感激土地、老天和周围的邻居们，怜惜他的努力和笨拙，帮助他获得实实在在的收成；感激陪伴他过着苦日子而毫无埋怨的结发妻子王闰之，给他温暖的家庭氛围……充满感激的人生，伴随着大量消极情绪的消散，带给他真实的喜悦。这喜悦就是春天土里的那一抹新绿，就是远景亭外的风光，就是农人唱着自己诗句时满脸现出的笑纹。为啥要把时间浪费在自怨自艾上呢？大丈夫何须只执着于官场得意，天涯何处无芳草，人生何处无风景！这个时期的东坡，总拿田园诗人陶渊明自比，尽情地享受着这种归隐的生活。

从东坡在黄州的点点滴滴我们能发现去除消极情绪和让积极情绪进驻的方法。首先，和许多事情一样，第一步是认识。你得意识到无休止的苦思冥想对你没有丝毫好处。只有这时，你才能选择做不一样的事情。第二，最有帮助的，是有益的分心。做一些确实能让你从痛苦中解脱的事情，比如东坡选择的就是种地、唱歌、欣赏风景等等。你如果能找到自己喜爱的活动，不仅能把你从坏心情的水沟里捞出来，而且还会为你带来欢乐、迷恋和自豪。

东坡的积极，在于虽然他会有和常人一样经历挫折后的苦闷，但他能像斑马一样很快放下痛苦，投入眼前新的生活，活在实实在在的当下里，体会着每一点滴幸福的感受，并在新的生活中找到充实和喜悦。他学习酿酒，醉心于建筑，设计园林，研究美食，简直让人奇怪他哪来那么多的精力和热情？可正因为他一直都在兴致勃勃地做这些具体的事情，体验丰富多彩的当下带来的积极情绪，才能对那些痛苦和挫折具有了免疫力。

4.2 积极情绪的思维扩展作用

人类的积极情绪类似于植物的向光性，对于所有人都是必不可少的。在一个验证情绪扩展思维的实验中，被试随机被分配体验不同的积极情绪和消极情绪或者体验中性感觉，然后请他们把现在想要做的事情列一个清单，体验积极情绪的人所列的清单明显多于体验消极情绪或者不体验情绪的人。仅仅短暂地体验积极情绪，就能让人有更多的做事的可能性，说明积极情绪能够开启我们，使我们能够考虑到在其他情况下看不见的可能性。

在布兰迪斯大学的实验中，研究者发现那些注入积极情绪的人比其他未注入积极情绪的人明显环顾四周更加频繁。这个实验证实了积极情绪确实能够改变我们对于生活的视野，扩大世界观，让我们能够吸收更多有益的东西。

开阔的思维同时会改变你思考和行为的方式。因为你要是看到更多，就会有更多想法浮现在你的脑海中，更多的行动也就成为可能，从而起到扩展思维的作用，带来的实际效果就是增加创造力。我们经常慨叹东坡为什么能在那么多领域中都有所建树，他的创造力不仅体现在他辉煌的文学创作上，还体现在很多领域，比如建筑、绘画、园林设计、美食等。这正是积极情绪对扩展思维的作用的最好诠释。

在诗词创作上，东坡好比长江大河，汪洋恣肆，素有"苏海"之称。被贬黄州，他写出了流传千古的《赤壁赋》和《前赤壁赋》。而他的"欲把西湖比西子，淡妆浓抹总相宜"则成就了西湖永世的美名，被誉为"前无古人，后无来者"(王文诰语)。

在徐州抗击水灾之后要修围墙，东坡在城墙上创造性地建了一座十丈高的楼台"黄楼"，楼台建成宽塔的样子，可以上楼观赏四野的风光。后来他在密州也依此建了"超然台"，成为一种艺术和功能结合的优秀建筑典范。

东坡在玩墨过程中孕育出新型的国画，尤其适合表现毛笔的韵味。他不但创造出有名的"墨竹"，还发明了"士人画"，他和后辈米芾(后来成为宋代最杰出的大画家，被称作"米癫")共同探索新画法，其中包含了现代的某些艺术原理和技巧，后来演变成中国绘画最独特、最具代表性的风格。

东坡在园林设计方面也别有匠心，杭州十景就包括东坡在湖心小岛开发的"三潭映月"；他建造了苏堤，遍植柳树，四周种满了荷花，使其成为杭州游乐者最大的散步场地。

东坡还喜欢自己摸索创造食谱，时至今日，还有很多美食以东坡命名。东坡肉就不必说了，他还发明了穷人的菜肴，叫“东坡羹”，是用素菜花时间慢慢熬制而成。这道菜应该比东坡肉更常用，因为他一生中多次流放在贫瘠苦寒之地，没有大鱼大肉可以吃，然而这并没让他丢掉好好做饭的心情。

东坡在政治上遭受挫折，却在其他领域如鱼得水，这正是他能在积极情绪影响下充分利用自身优势的结果。

4.3 积极情绪对积极关系的促进作用

我们在上一章讨论过东坡的积极关系，他能和那么多人保持着各种形式的积极关系，不禁让人佩服得五体投地。究其原因，除了他的才气、性格等因素外，很重要的一点就是他拥有积极情绪。为什么这么说呢？我们已经知道积极情绪能扩展眼界，扩大思维空间，把新的可能性带入一个人的视野，这对人际交往也是有巨大影响的。积极情绪既扩展了人们对外界的认识，也扩展了人们对自己的看法，而这正是决定人际关系的关键所在。

Art Aron 在用圆圈法测量恋爱关系的实验中，通过让数千名处于恋爱关系的人，在两个分别代表自我和他人的圆圈交叠程度不一的图形中选择一个代表彼此的关系，结果研究发现，那些选择交叠越多的情侣，他们之间长期发展的可能性就越大。用这个简单的实验来预测情侣关系的走向甚至比冗长的调查和访谈还略胜一筹。Art Aron 把这个概念称为自我延伸，并将它定义为将他人的技能、特质和资源整合为自己所有，从而把自我延伸确定为积极情绪的重要触发因素。

根据这个实验进一步在朋友间进行测量，研究者发现把积极情绪提高，会让人们看到更多与他人的交叠。带着积极情绪，人们觉得自己与生活中重要的人之间更加亲密了。东坡和家人、妻子们特别是和弟弟子由的亲密关系，与东坡的积极情绪密切相关。为什么大家都愿意宠爱东坡、和他亲近？其中是有科学道理的。积极情绪对身边的人有激励作用，这是在很大程度让一个人具有吸引力的原因。一个人敞开心扉与人彼此分享得越多，他与他人的关联性就越强。我们在情绪积极的时候比较招人喜欢，所以在爱情、友谊和合作之中就容易成功。

东坡有个很显著的特点，就是特别喜欢和亲近的人、朋友们分享生活中细微的喜悦。首先，他和弟弟子由的交流就非常彻底。他们在一起的时候少不了湖边散步，谈古论今，秉烛夜谈；不在一起的时候则有非常繁密的信件来往，叙说烦恼，体味生活，时常互写诗句借景抒怀。自打第一回离开弟弟去凤翔做官开始，东坡就一直坚持给弟弟写信，当时写的是初次做官的忐忑、对未来的憧憬和迷惑还有离开家人的思念之情；后来被贬黄州，又增加了失意、落寞、悲伤的话题和对不同以往的新生活的点滴印象；也有在海南困苦时需要生活用品和帮助的求助信件。他毫无隐藏地袒露心迹，那些快乐、痛苦、幸福、无奈、思念甚至撒娇都能自然而然地流露出来，一览无余地落在了面对面的语言和远距离的飞鸿传书上，其中最有意思的是分享生活滑稽细节的信件。有一次他给弟弟写信，说他待的地方没有大鱼大肉，只有人家屠户杀完羊不屑要的羊蝎子，自己弄了来，做出了特别的美味。别人嫌羊蝎子肉少不肯吃，他反而觉得那些缝隙里的肉更加好吃。何况吃也是技术活，能像他这样啃得干干净净的人基本上没有，狗要是捡了他啃过的骨头都得哭。东坡那种即便在逆境里也能喜滋滋地寻找生活乐趣的活力，就像超级磁铁一样，让人不由自主被他吸引。积极情绪就是这样具有感染力，当你分享自己的喜悦时，也点燃了他人的喜悦，这绝对是一项能够构建和谐关系的能力。

另外，东坡比起一般古人来和老婆的沟通更为顺畅、更接地气。除了像个孩子一样撒娇，向老婆要好酒好吃的，要求被允许在家里招待朋友，要老婆在自己喝醉后等门之类等等，他还会和老婆讨论教育孩子的问题，还有一些在工作中遇到的烦恼。他会听从老婆的建议对孩子耐心一点，也会在家里、老婆的旁边气哼哼地骂王安石或者司马光，容许老婆来劝慰他。这在那个只由男人做主、懒得咨询妇人意见的时代多少还是有点不那么寻常。最重要的是，他们还有那些日常亲昵的玩笑和彼此的逗趣。有一天东坡正为朝廷的事情不痛快，恰在这时孩子们又来拉扯他，想让老爸陪着玩。他跑去向闰之告状抱怨说太闹心了，孩子们咋这么傻？闰之却不为所恼，笑嘻嘻地嗔怪说，你才傻哩，我的大学士！整天坐着生闷气有啥用？不如来点小酒就好菜。东坡一下子就多云转晴了，高高兴兴地坐在桌前，享用老婆给做的美食，喝着老婆亲手斟上的美酒，这满脸带笑的老婆、充满调笑的夫妻情调，让东坡沉醉于其中，忘了所有的烦恼。

人们带着积极情绪的时候，会把你、我之间的联系，最终看做我们的。这可能是东坡看谁都和自己一样好，和谁都能很好地交往的根本原因。这就不难理解他为什么会有农夫、歌妓、和尚、官员、诗人、老婆婆等等各式各样的朋友了。积极情绪会改变一个人对于自己和他人关系的看法，能忽视差异，转而欣赏陌生人的独特之处。有位七十多岁的老太太曾经很有诗意地对东坡说，你的富贵，就好比一场春梦。这样的话从满脸皱纹的老太太嘴里说出来，真把东坡惊呆了，过了好半晌他才回过神来，给老太太起了个响亮的名号——“春梦婆”。想想一个没文化的老太婆绝不会对一般的人说出这样的话，而独独对东坡就说得出来，不禁会让人感慨大学士与众不同的魅力。和他在一起，不幽默的也幽默了，没文化的也有文化了，愁眉苦脸的也不好意思地满脸带笑了，你想啊，谁苦得过他，谁又苦中作乐得过他！

东坡的利他行为和对慈善事业的贡献也是得益于积极情绪。利他是指个体为了满足他人的需要做出一些贡献，以此获得满足感。东坡的利他行为不胜枚举，其中最特别的是他对抗杀婴的恶习、救助弃婴这两件事。新法让民众根本负担不起税费，儿童在路边奄奄一息，东坡“洒泪循城拾弃婴”，曾经救过三四十个将要饿死的孤儿，把他们安顿在一些家庭里；而杀婴的恶习，令东坡尤为震撼，他为此专门写信给武昌太守，并派朋友去见他，东坡说，如果一年能救下一百个婴儿，就功德无量了，他发动富人捐钱成立救儿组织，自己也每年捐钱。东坡心里存着满满的积极情绪，而积极情绪所带来的同一性感受，能够激发一个人对他人做正确的事，冲破围困自己的茧，伸出援助之手，甚至促进整个社会的积极关系。救人即自救，能帮助别人的人其实也解脱了自己。由于感激开启了你的心灵，你不仅想为对你好的人做更好的事，甚至对那些陌生人也不例外。当你这样做的时候，你的积极情绪在你和你周围人身上会引起进一步的积极情绪，创造出更大的、欣欣向荣的良性循环，它会围绕着你并引起进一步的积极情绪。

4.4 积极情绪让你百折不挠

我们经常惊讶于东坡经历数次逆境后，依然还能有滋有味地生活，对人生充满了追求，开创了多个领域的辉煌成就。坏事情会发生在每个人的身上，有的人经历的坏事情还特别多。你会发现，那些经历最多坏事的人并不一定是最容易被压垮的，就像那个天生就没有四肢却成为励志演说家的 Nick Vujicic，原因其实就在于他们拥有积极情绪。甚至从某种意义上说，逆境更容易激发积极情绪战胜消极情绪的斗争，因为如果不斗争就没办法自救，严峻的情况逼得你不得不抗争。研究表明，压力和积极情绪同时存在时能够造就的成就最高。充满积极情绪的人更容易满怀希望地看待挫折和失败，汲取从困难中恢复的力量，变得更加坚韧和坚强。

东坡这一辈子，从被流放黄州开始就一直颠沛流离，好地方是不可能让他常待的。就连条件已经很差的惠州，就因为东坡写了首诗，说他在春风中小睡，聆听寺庙的钟声，貌似流放的生活依然很惬意，结果章惇就不乐意了，非要把他整到条件更为恶劣的海南。其实他哪里知道，这不过是东坡惯常苦中作乐的又一个范例而已。东坡无论在哪都可以找到属于自己的喜悦和感激，这已经是他对抗长期生活不幸的最好武器，如果不是一直那样顽强，他根本不可能在这样恶劣的生存环境里老是白发人送黑发人，活得比年轻的妻子们都长寿。

东坡在六十岁时被流放至海南。那时候的海南可不是啥度假天堂，是个苍蝇都不拉屎的地方，生活贫困，天气炎热，和内陆基本隔绝，很多日用品都没有。冬天浓雾，秋天潮雨，东坡的床柱上有一大堆白蚁。不止如此，汪洋大海造成的交通困难，不只让他缺衣少食，还让他精神上一直赖以生存和依靠的亲朋好友们没办法来拜访他，这正是政敌阴险的目的，希望他贫病孤独而死。尽管如此不易，东坡的朋友们还是一腔热情地来关心照顾他，有人不远千里来安慰他，其中一位可怜的老者甚至因路途颠簸、意外迭起的折腾搞得丧了命。

这种情况下，一般人肯定要绝望了，东坡却认为自己有生之年有可能离不开海岛了，所以更要好好在这里扎根才行。他研究了一下岛上居民的饮食，还调查了一下他们的年龄结构，写了一段文章说海南的气候这么差，但百岁老人这么多，活到八九十岁更不稀奇，其中必定有蹊跷！经过我仔细观察、分析，已经发现是怎么回事了。最后得出一个结论：长生不老有希望，活个一百没问题！他就是这样充满希望和乐观的人。

岛上还真是什么都没有，用东坡的话说，食无肉、病无药、居无所、出无友、冬无炭、夏无寒泉。即便如此，东坡还是发现一个好处，就是无甚瘴也。东坡是不愁找不到生活乐趣的，此心安处是我乡，无论什么条件，他都不会什么都不做坐在家里等死的。他跑出去采药，分辨各种药草，写了不少有关药草的笔记。他甚至写下苍耳的妙用，就是把叶灰用温火烧二十四小时就成了苍耳白粉，吃下去可以养颜，让皮肤“满肌如玉”。谁能想象一个人可以在连饭都吃不上的地方写出这种美肤秘籍？

东坡就能！他能调动一切积极性活在眼下这个世界里，充满希望地期待着未来。岛上没有好墨，他就自己试验制墨，为此差一点把房子烧掉。后来有人自称师从东坡，学过制墨良方，结果销售甚好，天知道东坡几乎烧掉了房子只是做出十几条手指大小的墨条而已！没有好纸笔，东坡用简陋的工具教会儿子苏过画竹石和冬景，后来苏过还被皇帝请去画新殿的壁画呢！

东坡还把之前没有写完的东西整理完成，收集各种杂记编成《志林集》；完成《和陶诗》，在惠州他已经完成了一百零九首，在这里又写了十几首，合成一百二十四首，完美收官。

按说身为一个美食家，东坡应该对食物十分挑剔。这里又能看出东坡的不同寻常：他真是吃得了河豚，也咽得了糠菜。在有条件的时候，他精工细作，食不厌精；在恶劣的时候，他尽量就地取材，因陋就简。在来海南的路上，东坡和同样被贬去异地的弟弟在藤州相遇，哥俩在路边一家小店吃饭。子由看着粗陋的饭食只管发呆，食不下咽。东坡却三口两口吃光了粗饼，还调侃弟弟说，难道你还要慢慢品味这些美食吗？他永远能适应当下的状况，自从他被贬黄州痛苦过那一年之后，他就越来越能适应人世的艰辛，没有闲暇过多地顾影自怜。在海南，主食只有芋头，副食也都是吃不惯也不饱人的海产品。东坡想方设法研究出烤制生蚝使它不至于太腥臊的方法，他一边津津有味地吃着生蚝（实际上它缺盐少油，绝不会像东坡形容的那样有不同寻常的鲜美），一边还不忘认真地嘱咐儿子不要告诉别人，说一旦大家都知道海南有这样的美食，就该要求主动流放到这里了，到那时大家都抢生蚝咱可就没可吃的了。东坡总是这样满怀希望、活得热热乎乎的。就算在今天，我们依然会喜欢这样的人，这样能带给我们欢笑、感动和满满的正能量的人。

东坡对自己的身体和健康一直十分关注，越到生命的后期，他对养生问道就越重视。在惠州的时候他已经开始独睡断欲，并且和朝云一起信佛。他像道士一样炼丹，希望能长生。临走的时候，朋友让他试试想想来生，他却豁达地说，这个时候想也没有用了，这是一生自然修炼才能达到的境界，不争朝夕的。他曾把养生的要义写信告诉朋友，就是饮春水、晒朝阳，从自然界的阳光和雨露中汲取生命的能量。心理学家如今还真通过实验证实了这一点：享受自然馈赠的人心情会更好，从而也会影响到健康，那些在好天气时在户外待至少二十分钟的人，表现出了积极情绪的增长。我们不得不承认，东坡具有惊人的人生智慧，现代人要靠科学实验来证实的结果，他早已用天然的方法实践了。东坡无数的生活细节都说明了增长积极情绪、让自己活得更生机勃勃的具体办法。

东坡的一生从来不缺月亮、诗句、欢笑和朋友。即便在海南，他也会顶着西瓜皮，一边高兴地唱歌一边穿过田边，晚上，他穿着蓑衣和木鞋踩着泥回家，狗儿们都在欢叫哩！东坡自己也养了条大狗，叫"乌觜"；有机会，他还要来那套老调调——月下徘徊，月亮可是东坡的老朋友了，看着月亮，他仿佛看到那些陪伴过他一生艰难岁月的亲人和朋友;这里也不缺朋友,坐在槟榔树下,邻居们开始侃鬼故事,只要打开话匣子,农夫也是很有生活智慧而有趣的人。

虽然人力不能左右所有的人生安排,但东坡好好地渡过了自己有生以来的每一天,从来不会因为可能的危险和痛苦,或者正在经历的折磨和困难,就放弃美好的憧憬和预期,并为之积极地努力。

当你醒来的第一顿早餐,一定要和着希望咽下去。在你开始向目标挺进和憧憬未来的时候,充满希望总比抑郁绝望好得多。我们每个人都可以坚韧无比,只要我们拥有内在的积极情绪。那些希望、感激、爱、宁静、喜悦可以将消极情绪赶走,使自己走出比以前更积极的步伐,就像东坡先生一样,屡败屡战,越挫越勇,笑傲于江湖。

V 深谷幽兰自芬芳：宽容

也许在我们的传统文化里，以德报怨并不是真心被推荐的，若是以德报怨，何以报德？以牙还牙、以眼还眼才是正常的、勇敢的。别人打了你，你不打回去，还要假惺惺地大度原谅他，这是懦夫所为。你看，善良、慈悲和宽容不是最容易被践踏吗？吃亏的都是那些善良、慈悲、宽容的人。人不犯我，我不犯人是可以的，人若犯我，我必犯人是必须的。

那么，同样从自我的角度来想，不宽容别人就能对自己有利吗？就痛快、舒服、幸福了吗？就不会敌损一万，自损八千，搞个两败俱伤吗？前段时间新闻里说有个杀人犯，因为和妻子家人发生了小口角，一气之下就把结发妻子一家包括自己亲生的孩子们都杀光了。只是意见不合而已，这仇恨至于这么大吗，把自己的亲娃娃都搭里面了？而且类似怒气冲天的血腥事件一直都时有发生。我们不禁想问，这就是我们想要的冤冤相报吗？目前中国之所以报复案件增多，根本原因是缺少宽容精神。这是由于社会转型时期发展的不平衡，社会客观环境上缺少公正性，主观体验上的心理疾病就是缺少宽容性。只有缺少宽容精神的人性才最具有暴力性和冷漠性。

也有这样的人：他被关进最艰苦的监狱，气候炎热、生活条件差，而且看不出有什么希望可以改变这种状况。狱卒每天都靠暴打、责骂这些犯人来打发自己也不算太好过的生活。这个囚犯向管理人员申请种子，说是想种点蔬菜。开始狱方死活不同意，他们讨厌任何多余的要求而不问缘由。但在这个囚犯的一再恳求下，他们最后终于同意了。这个囚犯在监狱里种蔬菜，开始怎么都不能成功，大家从冷漠到略带好奇地看着他，再到逐渐开始愿意帮助他照料蔬菜。每天看着这些小苗的成长，成了犯人们一种特别的希望甚至成为他们唯一的娱乐。后来连狱卒都开始注意到这些在墙边顽强生长的植物。第一年有收成以后，这个囚犯亲手把摘下来的西红柿送给狱卒和犯人们吃，大家都很开心。狱卒被感动了，打骂犯人明显变少了很多。几年下来，这个被认为不可能再糟、也永远不可改变的监狱焕发了活力，变得生机勃勃起来，犯人们从关心西红柿，到关心彼此；狱卒从漠不关心的管理者，变成和犯人们朝夕相处的看护者。这个囚犯被关了二十多年后终于可以出狱，他在走出监狱大门之前，深深拥抱了那些曾经深深伤害过、虐待过他的狱卒，并且真心地感谢他们，感谢他们给予自己的经历，哪怕这经历曾经那么痛苦，他选择了宽恕而不是仇恨。他出狱后成为南非的总统，带领南非走出种族斗争的泥潭。这个故事的主人公就是南非国父、诺贝尔和平奖得主曼德拉。这个故事给我们展现了一种宽容的力量，每个人都会被曼德拉身上那种博大的胸怀和深深的慈悲所打动。

愤怒就是拿别人的错误惩罚自己，宽容别人，其实就是在宽容自己。慈悲的人会原谅那些对不起他们的人，他们永远会给人第二次机会，他们处世的哲学是宽恕而不是复仇。当他们宽恕别人的时候，他们自己也就转向了积极。宽容是从更高的角度对个人恩怨的一种领悟，拥有一颗宽容的心，就能够从历史的角度、带着同情心看问题，因此宽容是化解仇恨的好方法，也是一种最具有情绪创造性的好方式。在宽容中，人们往往从善良的同情的角度看问题，这时人的情绪是平和的、接受的，眼里看到的都是人性中积极的方面。

心理学家们将宽容分为两种类型，一种叫做自我宽容，一种叫做人际宽容，这就是我们通常说的宽容。一个因为看不得理学家的拘泥死板就要公然挑衅、让他下不来台的东坡，到底有没有对他人的宽容之心？对自己的才高八斗如此看重的大学士，能不能容忍自己总是远离政治中心，被流放到荒蛮之地，做个戴罪的芝麻小官？且让我们来看看的东坡的宽容和自我宽容之道。

5.1 自我宽容

宽容别人固然重要，宽容自己则更有意义。宽容的另一种容易被人忽视的含义指向对自我的态度和情感。毛格（Mauger）于 1992 年率先指出，除了人际宽容之外，还有自我宽容也值得研究。很多时候，在挫折发生的时候，我们都要责备自己做得不够好，后悔当初怎么就没这样处理呢？或者那样也行啊？与其说对结果不满意，不如说对自己的表现导致这样的结果更不满意，觉得自己不够聪明、办不成事，或者人不够好才招来别人的伤害。

江苏卫视《最强大脑》某一集有中、外两个十二岁神童的对决，中国孩子叫李云龙，一看就是个牛孩。在外国孩子验证自己记忆的结果的时候，李云龙忽然掩面哭泣，表情十分痛苦。等外国孩子都验证完并证明结果都对的时候，李云龙失声痛哭，并不停地说："我摆错了，我本来记对了，但是摆错了……"所有人都来安慰他，但是他就是无法恢复常态。他瘫倒了，父亲都不能扶起他。所有人都觉得他一定是输了，结果却令人大跌眼镜，他的摆位全部正确，而且因为用时比外国孩子少，他获得了比赛的胜利！他以为自己错了是因为外国孩子和他的摆位方向正好相反，让他有了错觉。这个结果真是让人唏嘘不已。我们还怎么要求他宽容别人，他连已经如此优秀的自己都没办法容得下！退一步说即便错了也不需要崩溃，胜败乃兵家常事，既然要比赛就得接受各种结果，更何况他根本都没有错，但是他认为自己犯了不可原谅的错误。这还仅仅是一个比赛而已，如果在人生的路上遇到挫折，他还能再站起来吗？

所谓宽容自己，最重要的就是接纳自己，不苛责自己。很多人并不了解自己，给自己的定位也不那么准。有的人认为自己聪明绝顶，犯一点错就接受不了；有的人认为自己帅如潘安，如果发现得不到别人的爱和赞美，就开始怀疑自己。有了目标达不到，怪自己努力不够；有了欲望满足不了，怪自己能力不行。人在心里会给自己确定某种标准，只有达到这种标准，才会宽容自己。行为、思想、欲望和感觉都能对一个人造成伤害，包括对于过去行为的内疚、自认有罪以及对自己的多种消极态度，例如："我常常因没有好好遵守规则而烦恼"，"当我觉得我做错了时，我对自己感到同情"或者"当我觉得我做错了时，我惩罚自己"。自我宽容信念维度的一个项目是"当我觉得我做错了时，我觉得我不是一个好人"。这个很致命，这时人容易由一件微不足道的事而极端地钻牛角尖，否定自己。

认识到自己是个普通人，会犯错，会受伤，才能更好地宽容自己。东坡小的时候就是个天才般的孩子，一马平川，没有经历任何挫折和打击。从少年起就展示出的聪明、在文学上的造诣，让他赢得赞誉无数，这就使得他非常自信，在对自我的认识上处于膨胀期。参加一般人都吓得要哆嗦的国考，为了论证自己的观点他敢大胆杜撰史例，假装引用的一段古书上的故事，其实是他自己编的。这一般人想都不敢想。这个阶段出现在他诗中的是仙人的传奇白鹿，"仙子去无踪，故山遗白鹿"。他自比那满沾仙气、自由飞扬的白鹿，他的志向是飞奔向广阔天地，无所不能及。

如他所料，金榜得中有如探囊取物，非常 easy。如果说这个阶段他对自己有啥标准和要求的话，那就是必须要酷，帽子要好看，诗文要优雅，出场要风度，结交要鸿儒。处于自恋阶段的东坡，曾经写了一首拿王巩侍妾开玩笑的诗，在诗里他毫不客气地把自己比作站在高处怜悯地眺望这红尘、穿着高级白羽毛内衣的天仙。一切的一切都得到了满足，他对自己只有百分百的满意和对未来无限的期待。皇帝、宰相、文坛泰斗又如何，只要他高明的思想一问世，大家都只有唯唯称是的份儿！天有不测之风云，人有旦夕之祸福，谁能想到一切的一切，到最后都是虚空？不但皇帝不听劝不识抬举，就连个宰相王安石都能掌握他的命运，甚至还给他招来了牢狱之灾。大状元没有得到理所当然的仕途步步高，倒因为仗义执言对新法的不满而遭到打击报复，被流放了。是可忍，孰不可忍？

东坡本来的做派，就是到哪儿都高调亮相。可是流放黄州的时候你猜怎么着？他穿着破衣烂鞋，带着毫无 style 的大斗笠，混在渔民挑夫里面，彻底低调了。这个打击可真不算小，让他不仅开始质疑所有的人生计划和目标，甚至更可怕的是开始质疑最欣赏的那个自己了。他面临人生第一次对自我认识的调整。

种地吧，反正也不是啥五谷不分的京官了，没人愿意费心思捧着你、伺候你，要吃菜也得自己种，日子总是要过的。混着泥土的芳香，和小苗冒头的绿色，他头脑中的混乱慢慢平息了。在这场动乱里，自己有错吗？必须有。老爹早就说过，最担心自己的性格，一点不知道婉转，动不动就放大炮。这次炮打到至高无上的皇帝头上，能不得点教训吗？弟弟、老婆都劝过自己，不要不分人就信任，不分场合就乱说，结果不知落下多少把柄，低调啊低调！做事张扬，才得此横祸。

话虽如此，东坡真的就打算改掉自己的性格来顺应官场吗？他表面上还是给皇帝面子了的，给不熟的朋友写信，都是要悔过自新、重新做人的调调，发誓绝不再写啥歪诗乱放厥词了，公开言论中也少了很多对新政的评论。但是私底下，他还是会和弟弟、亲朋好友说些真心话。整天只能说些言不由衷、歌功颂德的虚伪客套话，不让他说肺腑之言，对他来说，如同脏东西梗在喉咙里，不吐出来简直没可能。为了功名，就必须放弃痛快表达、做自己的机会，实在没意思，也办不到。然而在这个时候，他还没有打算彻底放弃对建大功、立伟业的追求。在一首吟咏海棠的诗中他自比海棠，风姿高贵，“也知造物有深意，故遣佳人在空谷”，还是孤芳自赏、自视颇高那一套。因此在旧党重新上台之后，他又不长记性地对政策发表了自己恳切的、不经雕饰的意见，也毫无悬念地再次被贬官。

人生啊，就是这样无常，你不成熟起来能行吗？任你是文曲星下凡也不得不服。苏东坡的人生经历，是从顺境到逆境、再由顺境到逆境的一个反复起伏变化的过程，其人格特征在顺境中和在逆境中体现出不同的侧重，而某些特征由于逆境的激发显得格外突出，或者发生了某种变化。东坡对自我的认识也在不断调整和成长中。刚贬黄州的时候，他还有些无奈地接受了现实，多少对自己还没争取到最高话语权有些气馁，总有股伺机待发的劲儿，时常嘲讽自己混迹于江湖的窝囊样子，还不能完全接受一个不够成功的自己。但是在后来的挫折磨难之中，以吃三百颗荔枝为人生至高幸福的东坡，彻底接受了自己和自己生存的状态。此心安处即吾乡，为什么非得拖着老腿、手脚并用，一定要爬到最高处才能看风景呢？我苏东坡难道就不能只做我最爱做的事，只稀罕我最喜欢的人吗？非要挤入那口蜜腹剑的一群，等着被不理解、嫉妒、非议的刀枪棍棒打倒，只为那建立在空中楼阁中的那个国家富强的蓝图？不如我就好好待在这堆沙砌砖，做好这一方水土的基础。

屡次受到政治挫折后，东坡的人格渐渐发展、成熟，将对自我的关注更多转向关注百姓的疾苦，更多体现出指向外界的积极人格。在沉沉浮浮中，东坡彻底放弃了自鸣得意，以一个自由自在、充分自由的自我，踏踏实实地过起了属于自己的另一种生活。

我们习惯把宽容理解成宽容别人，却总是爱忽视最重要的自己。鲍尔(Bauer)提出，“自我宽容是当事人由自我疏远的状态转向自我亲近、自我接纳的过程”。之后，恩莱特在 1996 年对自我宽容的定义做出了更新——“个体在面对自己已经认识到的错事(wrong doing)时，愿意放弃对自己的不满，并给予自己同情、宽大和关爱”。这个定义说清楚了自我宽容的整个过程：(1) 有一件“错事”发生；(2) 个体对自己有消极的情感反应；(3) 个体自我接纳并改善自己的行为。东坡的一生，就是在不断地发生“错事”的过程中，逐渐彻底接纳自己的人生的一生。宽容自己，才能留给自己的人生一条自由之路。

5.2 对他人宽容

“一只脚踩扁了紫罗兰，紫罗兰却把香味留在那脚跟上，这就是宽容。”这是安德鲁·马修斯在《宽容之心》中对宽容最形象、生动的诠释。我们要宽容自己，是因为我们不可能躲得开自己，不这样做我们就没办法过更好的人生。可我们为什么要宽容别人，甚至包括那些仇恨、危害、践踏自己的人？

在漫长的一生里，如果说哪一个人值得东坡恨之入骨，那非章惇莫属。东坡和章惇的交情，差不多占据他一生的三分之二的时间。东坡在做人生第一个官职凤翔判官的时候就和附近地区的太守章惇相识，这时候的东坡二十多岁，章惇聪明、热情，东坡很欣赏他，与他一见如故。有一次两个人相约到芦关旅行，深入山区，他们来到一个深坑，坑上架着小独木桥。四周是悬崖峭壁，桥下百尺激流湍急，东坡一看就犹豫了，生命诚可贵，东坡从来不是一个爱要狠的人，为这丧命可不值得。可人家章惇对东坡一鞠躬，让他过桥在对面峭壁上留下墨宝，东坡坚持不肯过去。结果章惇一看他这个样子，也就不劝了，泰然自若地拢了拢长袍，抓住一根吊索就过到对岸，还在峭壁上留下“苏轼章惇来游”六个大字。哎呀我去，太酷了，完全是侠客行的范儿！东坡当时就被他镇住了，半晌才缓过神来，拍拍他的背说，兄弟啊，将来有一天你可能得杀人。章惇问为什么，东坡说，能将自己性命玩弄于股掌的人，还会在乎把别人的性命玩弄于股掌吗？从这件事可以看出章惇是个有股狠劲的人，也很会做人，他没写章惇到此一游，而是把东坡的名字放在前面，和自己的名字一同留在峭壁上，说明他很明白如何照顾朋友的感受。不过东坡心地善良又爱交朋友，虽然看出他的狠毒本质也只是说说而已，并没有就此和章惇疏远，毫不影响他们继续做好友。

东坡被贬黄州时，章惇已经升官做了参政谏议执事。他专门给东坡写了一封信，大意是劝他改过自新，顺应大势。东坡并不傻，他回了一封信，忏悔自己的错误，感念皇上的宽大，叙说黄州的艰难，只字不提东坡肉、羊蝎子啥的。这封信无论拿给谁看也一点漏洞都没有，他可能是不自觉地保护了自己，因为他已经隐隐发现章惇和自己绝不会是一条战线上的知交密友了。

1094年，章惇已经做到宰相。虽然太后摄政的时候，他失势了一段时间，但太后一死他又官复原职。为了保住自己的位置，他要清理一切反对派。他开始疯狂迫害元祐党人，里面不乏忠贞爱国的老臣子，也包括苏东坡。惩罚之严，史无前例。他最恨的人不仅要流放还要派人暗杀，已经死的人要迫害他们的孩子，说不如此怎么能让活人痛苦、得到教训呢？他的恨意太浓，甚至对被流放而死在外地的老臣连遗体都不许运回家乡。

章惇没放过东坡。他先把东坡给流放到广东高山南部的英州，觉得还不过瘾，马上又降职改派惠州。章惇连东坡的弟弟子由也没有放过。子由被贬雷州，又被批迁出官舍，只好向老百姓租借房子。谁知章惇设计把子由赶出官舍以后，又污蔑他非法侵占民宅，专门派个调查组去查。没想到的是，他自己后来也被贬到同一个地方，老百姓都恨他，不肯租房给他，得了现世报了，这是后话。

东坡以为自己要在惠州度过晚年了，于是就张罗盖新居，刚盖好两个月，没想到忽然又被贬到海南。原因是东坡写了两行诗，描绘了他在春风中小睡，听到屋后寺庙钟声的情景。这让章惇非常不爽，他愤愤不平地说，原来东坡还是活得那么惬意，于是马上又把他流放到最艰苦的地区。

就是这么一个曾经的朋友，下狠手整他，容不得他有一点开心，按说东坡应该非常恨他。奇怪的是，东坡没有向任何人抱怨过他，也没有采取任何报复行动。后来章惇终于失势了，被贬到雷州。此时东坡已病重，章惇的儿子章援，曾经是东坡的门生，东坡担任主考官的时候把他取为第一名，准备来看东坡。主要是因为他的老爸现在倒台了，他又听说东坡兄弟有可能要官复原职，不免有点惶惶然。他哆哆嗦嗦写了封七百字的长信，说他因为父亲的原因不敢来造访，又暗示东坡如果复位，不要报复爸爸，并希望能来拜访东坡。不过他不免以小人之心度君子之腹了。东坡似乎从来没恨过章惇，更不会像章惇那样迁怒于人家的后代。东坡早已听到章惇被流放的消息，并没有拍手称快，倒是专门给章惇的女婿黄实写了一封安慰信，说听说章的消息，吃惊了好几天，还让章惇的家人不必担心他，他拿自己的境遇举例，说海南这地方离雷州不远，这里不错，没啥瘴气，我已经待了一年，甚安稳。意思是你那比我这还强呢，不需要担心。他给章援也回了一封信，看了让人不禁唏嘘不已，人和人咋这么不一样呢！东坡可能不知道，他能安于这样的环境，能不记恨是非，不意味着章惇也能安贫乐道，心情平静。

这封信的大意是这样的：我和丞相（就是指章惇）相交已经四十年了，虽然追求有过不同，但是交情没有增加或者减少。听说他年事已高却被流放到海外，这个心境我能理解啊！皇帝还是仁而信的，不要恨他，他一定是误听了啥才导致今天的结果。这不是章惇的错，章惇对国家的一片心意大家都明白，可以心安过下半辈子，不要想得太多。我现在身体不好，还不知道能活几年，这半个月来饮食不调，吃不下饭，不过不会马上死的。写到这东坡累了，放下笔叹息。没过几个月，东坡就仙逝了。

在东坡的字典里，长久的仇恨才是最困难的。他一点都不恨章惇吗？恐怕在因为说了句在春风里睡觉就被流放海南的时候，新居刚刚修好还没怎么住呢又得流离失所的时候，应该会有过吧？但是从他的任何文字里，都找不到对章惇的口诛笔伐，以东坡的性格，他如果觉得一个人讨厌至少要编个故事调侃一下。比如那个派来监视他流放状况的董必，根据必和鳖的谐音，他就编了一个龙宫里和鳖相关的童话来讽刺他。可是对章惇，他却从没抱怨过。一个朋友的背叛，应该格外让人难以忍受。东坡却感念他曾经是自己的朋友，要怪也是怪自己不慎重，对他则从头到尾都是悲悯之心，就像一个得道的高僧，看到这为了红尘名利使劲上蹿下跳、满头大汗的人，不觉得可恨，倒是同情他这么辛苦，好像早就看透这一切都是一场空一样。

其实宽容就是这么一种境界，像一个大人容忍孩子调皮一样。当你怀着不能原谅的仇恨生活的时候，你反而被拉到和仇敌一样的水准上，难以找到平静和幸福。不是懦夫，反而是有心理优势的人，才能够宽容。宽容首先并不是我们对敌人的拯救，而是我们对自己的救赎。王安石是东坡的第一个政敌，拜他推行的新政所赐，东坡被第一次流放，开始了他的厄运。两个人无论为人处事还是治国纲领都有极大的不同。民间传说中有认为苏东坡一家与王安石有私仇的，这是没有证据的。东坡虽然认为王安石固执非常，但从来没有质疑过他的人品，也从来没有将自己的流放怪罪到王安石头上。司马光也曾经整过东坡，因为司马光在打算重新推行旧政的时候第一个想到的就是东坡，让他重出江湖，但东坡却大放厥词说旧政也有不好的地方。东坡被司马光整后，曾气得回家引经据典地骂他“司马牛”，但也仅限于此。

苏东坡与王安石、司马光均没有个人恩怨，相反，私下里还彼此欣赏。王安石在新党中的某些人想要置东坡于死地的时候，还在皇上面前替东坡求过情；司马光也做过类似的事情。而东坡对二人也都很看重，曾经专门去拜访、安慰失意的司马光。他曾经写道，“昔之君子，惟荆（指王安石）是师；今之君子，惟温（指司马光）是随。所随不同，其为随一也。老弟与温相知至深，始终无间，然多不随耳”。他对王安石、司马光评价很高，认为两个人都可称得上君子，而且说自己和司马光还有相知的私交。只是在政治立场上，你走你的阳关道，我走我的独木桥，咱俩再好，我也不能就死跟着你一条道跑到黑，这是东坡从政的操守和原则，他不搞站队，坚持自己的主见。

后来王安石也被罢官了，东坡路过南京的时候专门去拜访他，两个人谈史论佛，有一次还赛诗呢！东坡对往事、过往的人都愿意采取宽容的态度，可是王安石不同。提到被自己提拔又出卖了自己的吕惠卿，他简直坐立不安，恨不得拿起刀来杀人，不停地念叨“福建子”，一直到老时还整天独自骑着毛驴喃喃自语，满肚子想不通的愤恨。对自己当下的生活更关注的人才能宽容，而不宽容的人只好生活在过去里。

东坡不仅宽容过别人，以他这种张扬的性格，什么都要一吐为快，受过他刺激的人肯定也少不了，因此他其实也得到过别人的很多宽容。在他刚到凤翔做官的时候，年轻气盛，和上司陈太守关系很不好。陈太守非常严厉，也不爱开玩笑，估计这人就不对东坡脾气，因此东坡本来就看他不顺眼，何况他还老改东坡最为得意的文章，东坡的小性子就被激发了。平时都是太守对，所有人都不敢反抗他，东坡这种不惧怕权威的人就更不服气了。机会终于来了，太守建了一座凌虚台，让东坡写序。从这一点可以看出，陈太守还是很欣赏东坡这个年轻人的，平时只是不想让他尾巴翘太高而已。东坡毫不客气地写了一篇讽刺太守的序，这篇文章流传下来，就是《凌虚台记》。这位太守的反应很有意思，他并不是不识字，也不是傻子，看得懂文章的含义，但是他却把文章一字不改、一字不漏地刻在石碑上，这也是这篇文章能得以流传的原因。东坡当时就得意地笑了，心想这太守是个老糊涂。等到他和太守分开了，仔细一品，才发现这个太守其实是个真正的正人君子，不由得感念起他来了。后来，他还和陈太守的儿子陈慥成为好朋友，就是那位因为东坡说人家老婆是河东狮吼而出名的陈公子。最后，太守走的时候，东坡特意认真地写了一篇长长的墓志铭，这可是他为数不多的几篇墓志铭之一，据说他从来不随便给人写墓志铭，除非特殊的人，除了家人，也就是司马光了，能给陈太守写这篇墓志铭可不一般，说明他很敬重这位太守。为什么会敬重呢？人们有时候以为凌厉的攻势、无上的权威才是获得敬重的根由，其实很多时候博大的胸怀、海纳百川的宽容才是真正让人感念的原因。

研究者发现，宽容其实有很多益处。首先，宽容有助于积极关系的建立和维持。人们通常更倾向于宽容那些与自己关系比较亲密的人，而对于与自己距离比较远的人或是陌生人则比较难宽容。迈库罗在 1998 年曾通过路径分析法发现，人们不仅会因为人际关系亲密、投入及满意程度的影响而表现出宽容，而且，宽容也会反过来影响、导致个体与冒犯者之间的关系距离被缩短。因此，愿意宽容冒犯者的人通常也会更容易与冒犯者重建友谊；而与之相反的，那些对曾经伤害过自己的人不能表现出宽容的人，也往往更会令彼此间的人际关系伤害被进一步加剧，以至最终导致这种关系的完结。鲍梅斯特(Baumeister)等人的研究也证明，缺少积极的人际关系支持是导致个体体验压抑、自杀或者免疫系统功能下降的重要原因之一。换句话说，宽容在维护良好的人际关系的同时，也帮助维护和促进了自身的良好健康状态。

其次，宽容的确对身心健康有好处。大多数心理学家认为宽容是种自我保护机制，有助于个体释放愤怒与仇恨等消极情绪，有助于个体做出亲社会行为，减少攻击行为，有助于个体建立和维护与他人良好的人际互动，有助于改善和恢复已经破裂的人际关系，有助于个体增加希望、提高自尊，保持平和的心境。而这些都将最终有利于个体的身心健康。宽容干预在临床上能有效地缓解患者的抑郁、自责、后悔、内疚、愤怒、焦虑和恐惧等情绪问题，甚至可以减轻癌症患者的心理压力。

最后,宽容有助于主观幸福感的提高。有一项针对大学生宽容与幸福感的研究结果表明:大学生宽容与主观幸福感呈正相关,宽容水平越高的大学生主观幸福感越高,宽容水平越低的大学生主观幸福感越低。愉快的心境、对生活的满足和兴趣、松弛感对宽容水平有显著的影响。

5.3 宽容之窗

上帝在你面前关上一扇仇恨之门的同时,也会为你打开一扇宽容之窗。仇恨,还是宽容,这又是个问题。你想恨的人,是像林森浩恨的黄伟一样,只因为看着他超级不顺眼,还是像东坡应该恨的章惇,害自己流放还看不得自己半点好?你恨的手段和结果,是投毒干掉他,也葬送自己的一生,还是编个笑话笑一下,看到他也流放了还写信安慰?

要说你的人生你自己做主一点也不过分,你选择放弃仇恨也给自己一条生路,金光大道好奔腾,还是抱着仇恨过一生、怨毒造就你的疼?这么明显的道理,都是明白人,就不用再细说了吧!有人说,我也想选宽容啊,我也知道冤冤相报的恶果,可我很难做到,也不知道该咋宽容。其实宽容最难的是在情感和境界层面,至于具体要怎么操作的层面,倒是有科学的技术指导。

恩格里斯(Engrith)在总结前人对宽容研究的基础之上,尝试建立了宽容的过程模型。这个模型就是让我们一步步实现宽容的操作过程模板。模型共包含四个阶段,阶段一是体验伤害的阶段,这个阶段的重点是体验消极情绪,就是把我们气急败坏的一面都展示出来。目的是帮助我们认识、体会和接纳自己在受到伤害后可能出现的一些消极反应,如愤怒、羞愧、对事件的过度关注、拿自己的不幸与冒犯者的"幸运"做比较等。这些消极反应加深了我们的愤怒和悲伤的情绪。认识即改变,只有当人们充分认识到自身存在的这些消极情绪并且了解它们,他才能做出改变,让自身的消极情绪得到宣泄。我们要想宽容一个人,首先要正视自己的情绪,别人做了错事,受伤的是我们,我们有权利不开心。宽容别人不意味着恒久忍耐,如果你有不快乐,第一步是把它发泄出来,而不是将它压到冰山底部。东坡快达到圣人境界了,所以他不爱骂,我们可以大声骂啊——"章惇这小子太不是东西了!我睡个觉、听个钟声碍他什么事?!"

阶段二是决定宽容的阶段。就是你知道对方对自己做了不好的事情,也知道自己不愿意这样、生气了，但是你选择恨他、不原谅他，还是宽容？我睡个觉、听个钟声就被章惇这小子又给换地方流放了，我是恨他啊还是宽容他啊？你得考虑清楚，是恨一个人让你更痛快、对你的人生更有帮助，还是不计较这个得失才能追求更好的人生。越王勾践果断选择了恨，然后夺回自己的国家。他后来到底幸福还是不幸、是否为自己的选择后悔，只有他自己知道，但是他的选择很明确——就是不宽容，恨是他前进的动力，帮他重回到自己无法放弃的领地。东坡选择了宽容，他去过他美食、美酒、美文、美妻相伴，喜滋滋的小日子去了。

在宽容这个层面上，也有先天优势。像我们提到的曼德拉，本身就是心胸十分宽广的人，一般人可没有那样的胸襟。东坡颇有点孩子气，有时候喜欢和人斗气，但在根本的大节上也是一个宽容之人，不爱与人计较、生气，哪怕彼此真有深仇大恨。一般人也许达不到曼德拉这种层面，能像东坡这样都不易，不过宽容也不都是圣人干的事，普通人也是可以做到的。宽容最难的部分，就是决定宽容这一步。你得先在心里过得了这个坎，之后的一切才能顺理成章。

别人对不起你，深深地伤害了你，你却要选择不恨他，怎么才能顺过这口气？宽容他人的最高境界，是别人虽然伤了你，可你压根儿就不恨他，这基本算超人的境界，比如像曼德拉那样。满怀悲悯之心面对芸芸众生，类似上帝看他的子民，所以根本谈不上仇恨，恐怕只有可怜和同情那些试图伤害自己的人。这种情况，除了超人和伟人，也就是满怀深爱或者双方本来差别就很大的情况下才能做到。比如母亲对待伤害自己的儿子，或者一个大人对待一个顽皮的孩子。母亲是因为太爱自己的孩子，而大人、小孩这类双方太不对等，因此这种情况下的宽容比较容易。东坡宽容章惇也有点类似于这种境界，他恐怕从心里曾经欣赏过这个朋友，也知道他这种狠劲一定会做出这种事，一切尽在意料之中。从开始，苏东坡就没打算恨。在他的字典里，好像就没有持久的恨。

最极端的就是病人的境界，压根儿不宽容，还想往死里恨。那些投毒的、杀人的都是这境界的。他的本意也许是为了以牙还牙，报一箭之仇，不过最后的结果肯定是把自己也彻底活活搭进去了，到底值不值啊？

介于超人和病人之间的，就是咱常人的境界。往上跳跳脚兴许能往东坡那里靠靠，不小心往下哧溜两下就跌入林森浩那去了，多么危险啊！怎么想都是要努力靠近幸福比较好。仔细想想，事情已经发生了，不宽容又怎么样？你也改变不了已经发生的事实。如果你打算费尽心力去报复、去打击你痛恨的对象，如果对方很强大，你根本打不过，只会更加郁闷、愤恨、无助；如若打击成功了最多就是得到一瞬间报复后的快感，而这一瞬间的快感是由之前漫长的虫蚁啃心般的愤怒痛苦折磨，之后一切完成后好似一脚踩空般的失落和空虚换来的。当你发现你做的一切都是在毁掉自己幸福生活的机会，你还会选择不宽容吗？这其实就是东坡选择不对章惇采取任何行动的缘由。东坡早想明白了，不宽容别人，其实还是跟自己过不去。有那个工夫何不好好过自己的生活，吟诗作对品美食，远胜于拿痛苦下酒。

想明白这些道理，卸下思想的包袱，是我们宽容的第一步，也是最艰难的一步。道理虽很清楚，可是人心是最难控制的，那恨就如同魔鬼一样阴魂不散。所以真要做到对别人宽容，首先得正视、重视自己的情绪，你才能冷静下来仔细觉察。

你要觉察什么？现在你得想想你有没有过度关注伤害？这件事值不值得生这么大气？（人家给你一个冷眼，你就要甩把飞刀过去结果了他吗）你得想想这世界本来是绝对公平的吗？说句不好听的，羊和狼能受到一样的待遇吗？（接受现实吧，羊被狼欺负是天经地义的）你还得琢磨琢磨，这件事和你自己有无关系，自己有没有做得不恰当的地方？（有点认倒霉的意思）最后，你想想你能改变受到伤害的事实吗？（板上钉钉的事，拔出钉子也有眼，不可能回到从前了）东坡其实早知道章惇是头狼，所以章惇怎么整他，他都没有怨言，不想去计较。谁让自己才高八斗，却性如食草动物一般温和呢？既没有实施撕咬的力气，也没有想要撕咬的动力。早在章惇决绝地飞身走过吊桥时，东坡就看穿了他是什么样的人。圣人可能生来容人，凡人除了会有高尚的品德外，更多的是具有自然的人性，容人是现实的需要，这没什么丢人的。狗咬你一口，你不能咬它，你能追上它把它打翻也是个解决办法，不过人狗相争也没啥特别光荣、好受的，所以如果不能或者不想也就算了。这是宽容的原本模样，一点都不高尚，就是要接受现实的意思，不要因为自己的愤怒把自己拉低到一条狗的样子，更不能因为狗咬了你，你就执意去追狗而忘了回家吃饭、和孩子玩这些应该要做的事。

这些想法固然让人有点沮丧，但都是赤裸裸的事实。有时当我们举着正义之剑想要回击的时候，内心照样有不易觉察的阴暗和小气。不能宽容的人，也许喜欢钻牛角尖想不开，也许是吃不得亏、睚眦必报。当然你可以想得更“阿Q”一些：我宽容是因为我是与曼德拉一样崇高的人。我佛教育我，如果别人向我的左脸吐痰，我要把右脸也给他。真到了那个最高境界，宽容是一件十分容易的事，根本无须再纠结了。

阶段三是实施宽容的阶段。一旦你决定要宽容了，你需要重新看待惹你生气的这个人，试着换位思考一下，他到底为啥要这样干？章惇是没事闲得、吃饱了撑得就非得看我不顺眼吗？在东坡眼里，章惇不是疯子，这个曾经是自己朋友如今又狠狠报复自己的人，他对他的理解越来越深刻了。章惇从来就不如东坡，无论家世还是亲情，文采还是诗文，他没有任何一样可与东坡比的。他没有一个爱他至深、武功盖世的父亲，没有与自己亲亲爱爱、聪明睿智的弟弟，没有知书达理、与自己比翼齐飞的妻子，也没有超凡脱俗、盖世无双的才气。如果他章惇有东坡这种家世和天赋，他又何必对东坡、对所有可能有用的人，都迎合拍马、费尽心思做他们的知交密友呢？如果他也能有这么和美的家庭，何至于因为和人家的小妾私通跳窗子的时候差点摔断腿呢？他能爬到宰相这个位置，靠的都是自己，全凭不懈的努力、执着的信念和阴险的计谋。凭什么东坡这傻小子这么轻松自在就混个高位？如此来之不易的位置，即便想一想有一天会被东坡这类人抢走就令章惇不寒而栗了。作为生来就优越幸福的东坡，能理解章惇，其实还真是挺不容易的，这可能得益于他悲天悯人的情怀，对于陌生人他尚且有慈善之念，对于曾经的朋友他更愿意从对方的角度考虑、理解他。东坡淡忘了章惇对他的狠，宁愿自己受点苦，何况自己并不怕受苦，还能在别人都以为苦的环境里找到甜，那恰是自己的强项哩！东坡不想再纠缠于这些无聊的个人恩怨，更不愿意殚精竭虑地琢磨去报复哪个害过自己的人，他的心越来越宁静。

阶段四是深化宽容的阶段。这个阶段其实就是个收尾，要是上个阶段还没完全宽容好，还留着点小尾巴，那就彻底解决一下吧！别搞得表明上好像宽容了，心灵深处还纠结着，再给自己搞出点淤积的内伤来。这个阶段的重点，是要想想宽容对自己有啥好的影响，想想现在、展望未来，从思想上真正根本性地认识到不宽容不行，固化宽容成果。首先，你得知道每个人都不完美，今天人家需要你的宽容，他日你没准也需要别人的宽容，事情不要做绝。其次，你得知道别人也是和你一样的人，也会受到伤害，你并不是孤立无援的可怜孩子。最后，也是最关键的，要对未来有良好的憧憬，树立远大的目标，比如：我要幸福地活着！这样就能一步步消除消极情绪，建立起积极情绪来了。

在宽容中，人们往往从善良、原谅过失、人的不完美的角度看问题，人的情绪是平和的、接受的，眼睛看到的都是人性中的积极方面。所以宽容是一种化解仇恨的好方式，也是一种最具有情绪创造性的好办法。宽容别人其实也是放松自己，敞开怀抱；感受宽容，也就给仇恨绑架的心灵松了绑。

VI　何处无月无竹柏：感恩

早上睁开眼，阳光从窗外弥漫进房间，你会由衷感谢老天给你灿烂的一天吗？孩子生病，但是不用去医院，吃点药就好了，你会感激生活不对你那么折磨吗？朋友去旅游，回来的时候给你带了小小的手信，你不会觉得礼物是随手买的、那么简慢，而是感激她在度假的时候还记得你吗？即便经历生活挫折，你不会觉得自己太倒霉，依然会想能活着就很好吗？……如果答案都是对，那么恭喜你，你是个懂得感恩的人。

感恩(Gratitude)一词源于拉丁词根 gratia，意为优美、高尚、感谢。衍生出来的意思就是带着善良的心、慷慨的心做事，感受给予和获得之美。感恩就是对外界(超自然界、自然界、人)的积极刺激进行感知后，产生的持久的、稳定的感谢状态，并诱发了积极的关系。而且这种状态和关系具有泛化的性质，扩展到其他的人或事物上乃至整个世界，形成一种广泛的心态。

现代孩子生活条件优越，家长又照顾得特别好，没吃过一点苦，很多孩子都不懂得感恩，吃饭挑肥拣瘦，穿衣嫌这嫌那，从没想过这些都是父母努力工作赚钱才能获得的，而自己不经努力就拥有该是多么幸运的事。如果你不知道感恩，你永远都会觉得生活对你不公，没一件完全顺利美满的事。一旦经历什么磨难，就哭天抢地，绝望得觉得生活失去了意义。

不积极的人各有各的不积极，积极的人往往是各方面都积极。一种积极品质经常是和另一种相关的，感恩和宽容、幸福都密切相关。东坡宽容，东坡幸福，都与他的感恩的心态有关。在顺利优越的环境里，他感恩，所以不会飘飘然忘乎所以；在坎坷辛酸的环境里，他还是可以感恩，所以他能度过本来痛苦的日子，找到自己的幸福。

6.1　感恩三要素

心理学家沃特金斯等人在经过了对主观幸福感、亲社会行为与感恩的关系的研究之后，编制了一套量表，用来测量感恩的程度。他们主要通过三个维度进行测量，它们分别是富足感(Ab)、普通感恩(SA)、感激别人(AO)。

富足感主要体现了对生活的满意度，对自身所得的食物、休息、礼物、教育、生活中其他好处、他人的喜爱、公平、总体命运的优劣等的个人感觉，是匮乏还是富足。比如有人会想，我得到的生活供给总是太少，别人得到的好处总是比我多，生活老是给我当头一棒，我的修养这么高，可是世界对我这么不公平；有人会想，我对我接受的教育很感恩，我的生活总是很好，很多人喜欢我，我是非常幸运的人。富足感一部分确实取决于生活本身的安排，有的人生来就比别人机会多，比如富裕、拥有健康等等。但很重要的是富足感来自个人对待生活的态度。感恩程度高的人，更愿意发现生活中好的一面，一粥一饭，当思来之不易，他们会更关注自己所得，而且不认为这一切都理所当然。带着感恩之情的人，更容易获得富足感，原因很简单，他们比较容易满足。东坡就是一个容易满足的人。他喜欢喝酒，可其实并不是一个善于喝酒的人，喝一两杯就要醉。曾经是他的恩师或者举荐过他的前辈，张方平、欧阳修等等，都是他的酒友，而且都非常能喝，据说张方平喝酒不是按杯计，而是按天算。按照一般人的观点，喜欢喝酒的人都得很能喝，可是东坡丝毫不觉得这么爱醉是啥不体面的事，经常主动张罗着要喝，甚至看别人喝酒都能很 high。他说酒量大的人有啥可羡慕，我喝得虽少可是状态和你们一样沉醉，岂不是更妙？

普通感恩主要体现在对自然景色、季节更替的欣赏，对生活中一点一滴小幸福的关注。普通感恩更能体现一个自然人对大千世界的正性感情。人作为自然界的一员，会喜爱雨露霜雪、江河湖泊，春天里最初的一抹新绿，会专心看着一炉旺旺的炉火噼噼啪啪，体会其中的温暖和活力；也会坐下来想想久未见面的朋友，感到甜蜜和思念；会感谢有生以来的每一天，觉得活着是一种幸福。这是最天然的最原始的感恩，是对人类生命的珍惜，给人以面对生活中一切艰难险阻能坚持走下去的勇气和力量。其实当一个人孩提时，大多会自然地这么做，比如关心一条小虫的踪迹，聆听一只小鸟的叫声，让雪花在自己手上慢慢融化。然而一个成人，随着年龄慢慢变大，阅历慢慢增加，经常会把专注点转向更现实的世界，忘记了这些本能。东坡则不然，他似乎一直保持着这种儿童的本真，痴迷于对春花、月夜、池塘、小树的欣赏，这些帮助他涤清了在成长中岁月有意无意遗留在身上的伤痕和苦难。

感激他人，不只是指感谢父母对自己的教育和养育之恩，感激那些在生命里给过自己支持和帮助的重要的他人，感谢相依相守的密友、配偶或者情人，而且还感谢在生命中轻轻走过的偶遇，他们可能只是那个为你做了一顿饭或者跟你聊过几句话的人。懂得感恩的人，从不认为自己本该这么幸运，他们会向别人表达感谢。中国有古话云，“不懂得感激的人，还不如一条狗”，“滴水之恩，当涌泉相报”。懂得感激是人性中最美好的地方之一，感激别人并且进行回报其实并不是让你吃亏的事情，研究发现，感恩程度高的人更容易建立积极关系，得到他人的喜欢，幸福感也比较高。

6.2 感谢大自然

我们是整个宇宙的一分子，一个人在作为社会人之前首先是自然人。中国人讲究天人合一，天人合一的第一境界就是爱自己的身体，爱生命，然后到爱大自然，并把它们看作上天赋予的最好的礼物。

东坡似乎比其他人更关注自己的身体。王闰之曾经非常奇怪他的睡眠方法，它很像宗教仪式：他总是把自己裹得严严实实的，然后对身体进行各种按摩各种拍，还要拍打被褥；还“瞑目听息”，看呼吸是否均匀平稳，之后才“安然睡去”。据说他每日梳头、泡脚的程序也别有特色。他认为灵魂的自由首先要依赖身体的自由。他竟然还练瑜伽，这个运动怎么看都是最天人合一的，在广袤天地中舒展自己的身体，做出各种高端的姿势向天地致敬。瑜伽感觉很现代，有人怀疑他练的根本是太极，但是听起来悲天悯人的古代人练瑜伽倒很合情理，瑜伽实际上就是一种对呼吸和心灵的控制。他感觉得到脊椎骨到大脑的颤动，还有全身毛发在毛囊中的成长。他比一般人更注意身体的感受，更有觉知自己身体的用心和能力。很多人都不一定知道，觉知自己和感受生命的美好是一切的基础。从看见到看不见，从感得到至无法感到身体的存在，从有到无，才是灵魂真正的自由。

爱身体，善待自己的血肉之躯，其实是感恩的第一步。你在心里感谢你的父母给你这个肉身，它承载你的灵魂和思想，有了这最朴素的感激，才可能好好待它。哪吒削肉还父、削骨还母就是一个极端的例子，对于认为自己是妖孽的儿子而不肯接受他、要亲手杀死自己的父亲，对于执手相看泪眼、爱儿子但无法改变事实的母亲，调皮老是惹祸的不孝子，终于在杀死龙王太子以后谢罪，忍痛舍弃自己的身体，分明是决断又是不舍，是痛恨也是感激。这一部源自最根本的“身体来自于父母”的关于感激的悲情剧，令人唏嘘不已。

关注自己的身体会令人感觉灵敏。我们已经知道太多关于东坡和美食的故事，他能仔细体会食物的滋味和营养，不只限于味觉。他还仔细研究药物，采药、制药，自己照顾自己的身体。如果有疾病，他喜欢根据自身感觉到的身体的情况用药和治疗。他曾经通过断食，只吃不加盐的面饼、胡麻和茯苓，坚持了几个月时间治愈了痔疮。

他还感受听觉的刺激，比如春天寺庙传来的钟声；感觉声觉刺激，比如小儿子们围着床榻的琅琅背书声；感受味觉刺激，比如拼死也要享用的河豚的鲜美；感受视觉刺激，比如大好山河里的点点滴滴。从自己，到大自然，再泛化到大千世界。东坡深谙此道。

东坡的诗词中，描写大自然和在美妙的自然里的感受的颇多。他的诗句中最为脍炙人口的就是写景抒怀的，这与他足迹踏遍名山古迹、荒村僻地大有关系。无论什么样的景物，东坡都能用心观赏和体会，满怀喜悦，沉醉其中，因此才能诗兴大发。不只是名山大川，经他吟写的风景，闪烁着他独创的思想的光芒，洋溢着浓浓的赤子情怀，都成了千古绝唱，有时慕名而来的人却会懊恼为何自己看不出眼前的景色有那么出色，没有感激的心和善于发现的眼睛，当然不能体会到东坡眼里和心中的景色。这可以在他的文章《记承天夜游》中找到答案："何夜无月，何处无竹柏，但少闲人如吾两人者耳。"大自然就在那，月亮还是那个月亮，竹柏还是那丛竹柏，如果没有一片感念安详的心情和充满欣赏的闲情逸致，一切都跟不存在一样。

东坡游庐山的时候，李白已经写了难以超越的庐山诗，"日照香炉生紫烟，遥看瀑布挂前川"。人人都在等，等着看奇迹，或者等着看笑话，苏东坡能写得出更赞的佳句吗？东坡刚到庐山的时候，有点目不暇接，他想为了好好看景，不写了。可是山中的老僧一看见他就惊喜雀跃，直喊，哎呀妈呀，苏东坡来了！老粉丝们都奔走相告、欢呼追随了，把东坡整得怪不好意思的，盛情难却，写了一首"可怪深山里，人人识故侯"。这诗基本和庐山没啥大关系，也没让人感到太优美，不知道老僧粉丝满意否，反正这诗最终算名不见经传。他的心思尚在游山，在忽然展现在自己面前的美景中陶醉迷离，还没来得及进入写的状态。又游了些时日，他才写出"如今不是梦，真个是庐山"，这次算有点如梦方醒了。最后一次游西林寺，他终于找到巅峰体验，写出"横看成岭侧成峰，远近高低各不同。不识庐山真面目，只缘身在此山中"，然后仰天长啸放心摔笔，说庐山诗到此为止了。结果此诗果真成了描写庐山最有特色的极品。说到底，这不是首以描写景色为主的诗，而是由眼前景物引发的感想诗、哲理诗，说的是由于认识条件的限制，人们往往看不到事物的全貌和真相，简直就好像在回答世人，为何只有东坡才能看到别人看不到的美景。其实东坡从头到尾看的是景，写的都是心情，出发点是真心地感激这大自然的馈赠，对这奇景，他绝不会跑马观花，绝对要细细琢磨，好好观赏。他对大自然从来不含糊，绝对不马虎，见识不凡，体验才不凡。所以才有这样奇绝的诗句问世，让人拍案叫绝的是全心融入、满心欢喜的产物。

感恩让你与自然更和谐，让你欣赏“是什么”，感受与大自然的同一性，天人合一，形成人与自然的积极关系。你由衷赞赏生命中伟大的奥秘、自然界雄浑伟大的风景，而自己就是这混沌世界中的一员。

6.3 感恩带来积极关系

前段时间网络上流行一个视频，视频内容是把对别人的感激怎么样传递下去的一个个小片段，一个摔倒的人被另一个人扶起来，被扶起来的人又帮一位老人过马路，老人告诉一个迷路的孩子该怎么走，而孩子又帮另外一个人捡起掉下的东西……每个人都是被帮助者，而每个人同时都是帮助者，感激之情的传递形成了一个良性的纽带，联结了许许多多的陌生人。如果我们在接受了别人的恩惠的时候，能发自内心地表达感恩，这种情感就会被别人感知到，从而更加愿意对我们施惠，我们本身也会从中得到益处，同时更愿意对别人施惠。这种良性的循环一旦建立，人与人之间的关系就会发展得更好，每个人都会更加被社会认可，社会能更加和谐，我们的主观幸福感也会随之增强。

杭州是苏东坡的第二故乡，如果说哪个做官的地方能让他魂萦梦绕，那一定是杭州。他曾经在这里做过通判，十八年后再次回来做了太守。杭州是东坡的杭州，正如苏州是白居易的苏州一样。这里的人们都爱他，他被抓走的时候百姓送了他一程又一程，哭成泪人。这样全心爱他、欣赏他的百姓，如何不让东坡感动？所以等到十八年后一有机会他就马上飞回魂萦梦绕的第二故乡，全心全意地报答这片有知遇之恩的土地。而且这次他是以太守的身份，更可以大展拳脚。他全心全意地投入到杭州的建设中，回报给百姓们公正的审批和秩序、贴心的帮助和关心。他建了医院、防洪设施，还修整了那有着绝世风采的西湖。这是他人生最幸福的时光，有风景旖旎，有正事充盈，有人民欣赏。“士为知己者死”，何况根本不需要死，是在自己最爱的环境里踏实地做事。此时的东坡有一腔热情可以抛洒倾倒，也得到了热烈的拥护和爱戴。

清风荡漾，湖水旖旎，“水光潋滟晴方好，山色空蒙雨亦奇。欲把西湖比西子，淡妆浓抹总相宜。”一处绝美的风景，没有一首芳华绝代的好诗相配，是不会有这样的风采的，正如一个没有被爱情滋润过的美女，总是缺少了点韵味，是做不了倾城倾国的绝代佳人的。东坡做通判的时候就爱上了杭州，他把办公的地方都搬到了可以看湖的小楼里。这位诗人即便做官都不忘和大自然对话，享受自然的美妙。结果他发现西湖完全不是他想象，如果不努力这一美景很快就会消失。于是他动用自己的一切力量，甚至不惜对太后施压，最终赢得政府的支持，解决了困扰多时的水草问题，增加了画龙点睛的景致，保住了西湖，还把它变得更美。由景色到人情，他全心地感激，他给百姓制造并永远留下了一个绝代的西湖。因此西湖必然是东坡的西湖，自从那句“淡妆浓抹总相宜”横空出世。

杭州人真心爱戴东坡，他们如果听到有人说东坡是四川人会很不高兴哩！在他们心目中东坡就是土生土长的杭州人，要不咋会这么亲？其实当一个人具有较高的感恩水平时，他们往往会表现得更具有亲和力，更加随和，因此更容易与社会产生积极的关系。当施惠者给予受惠者恩惠的时候，受惠者感知到并做出感恩的回应，这时，施惠者会在自我评价上对自己进行积极的评价，认为自己是一个善良的人，同时他感受到的感恩也会对这个积极的评价做验证性的强化。这使得施惠者更愿意做出亲社会行为，同时愿意泛化到其他的人或事上面。这会使得他在社会支持系统中稳固自己的地位。另一方面，受惠者在接受到施惠者的恩惠时，会同样对自己做出积极的评价，他会认为这是自己的道德水平高或者某个人格特征优秀而应得的恩惠，这种积极的自我评价并且是道德上的积极自我评价会促使他做出感恩的行为来巩固这种积极评价。这两方面的作用力推动了社会关系的稳固，也就是说这套社会支持系统将更加持久地发展。这番理论说起来有点绕，其实简单地说就是“投桃报李”，开始也许是无意中一个桃一个李子的事儿，发展到后来就变成一片片繁茂的果园。东坡是个滴水之恩涌泉相报的人，他和他周围懂得感恩的人彼此互动得好像滚雪球一样，如果这些人都和章惇一样，也就不可能有杭州这样自家人般的温暖气氛了。

6.4 感恩对归因的影响

看看那些给同学下毒的、开枪的恶性案子，都可以发现犯罪者的共同点，就是他们往往认为自己的不成功是因为周围有更成功的人，只有杀掉这个人，才能扫除自己的障碍,解决困扰自己的问题。错误的归因,导致错误的结局。一般人不会这么想更不会这么做,同一件事为什么不同的人会有不同的归因呢?这和人的一贯的思维方式有关,还和一个人是否有感恩心有关。一个人如果时刻怀着感恩的心,那么他对很多事情就会有不同的归因,例如,我们会把一些人的不理智行为积极地进行外部归因,认为这是因为他的心情不好,只是暂时的冲动行为,而不会进行内部归因,认为他就是一个坏人。这样的归因方式,可以让我们更容易去理解别人、宽容别人。对一个真正做了坏事的人尚且如此,对无辜的人就更不会无端猜忌,心生不满了。

东坡经历了这么多的挫折,特别是给加上了一些莫须有的罪名,他对这些是怎么想的呢?怪老天不公、皇帝昏庸、同僚恶毒?如果按卢刚的逻辑,大概要抄起武器把这些能干掉的人统统干掉。而东坡怪罪谁了呢?在朝云为他生的儿子遁儿刚出生三天的时候,东坡写了一首诗:“人皆养子望聪明,我被聪明误一生。惟愿孩儿愚且鲁,无灾无难到公卿。”这首诗带着一丝无奈的自嘲,但也隐隐透露出东坡对自己一生灾难的看法,他将这一切归结在自己过于聪明,不加掩饰的高调上。这个归因很有意思,一方面,他反省了自己,没有把挫折都归罪到他人或者环境上,这样他不会沉浸在埋怨和不平里;另一方面,他虽然认为责任在自己,却不会从此抑郁、对自己不满意,因为这个不对的地方正是自己优于他人的地方——聪明。他虽然会觉得自己并非有心做错,对生活的磨难很无奈,但他也知道老天对他是有所馈赠的。他找到了一个奇妙的平衡,成也萧何、败也萧何,老天还是公平的,所以他不需要钻进自怨自艾或者哭天抢地的牛角尖里。有人老奇怪东坡怎么那么想得开,经历的磨难此起彼伏为什么还能有滋有味地生活,你看看他的归因方式就能明白了。虽然他说不要儿子再像他这么冰雪聪明了,但是他骨子里其实对自己的聪明很欣赏,他很庆幸自己是一个天资卓越的人。

6.5 感恩有助于战胜逆境

感恩之心有助于战胜逆境。懂得感恩的人,不会过于埋怨发生过的事,不会纠结于痛苦和不公,因为他们知道事情总有好的一面,更愿意感谢自己曾经得到的温暖和帮助,而不是计较得失与委屈。

东坡在黄州渐渐习惯以后,皇帝又想起他来,觉得把他治得也差不多了,便心生怜惜,大笔一挥,亲自下诏让他由黄州移到汝州,汝州离京城比较近,这算是皇帝的恩典。殊不知说走就走，苏东坡好不容易在黄州建起的东坡山庄啥的也就废了，多年一点一滴像燕子衔泥般造的窝没了，离京师近又怎样？还不是要从头再来？因此这不见得就是东坡最想要的。然而东坡思来想去，终归是皇帝的一番美意，不忍拂逆他的一片心，还是决定搬迁。他是个知道感激的人，别人对他的一点好，他都记在心里。他早就不怪皇上了。东坡上表谢恩，旁人又来挑毛病，皇帝终于说了句话，我了解东坡，他心里没有坏意。皇帝也不缺感受善意的心，只是他有更重要的事要做，不得不牺牲卒子而已。

东坡要起身了。一大堆人来送，有邻居、好友，有孩子被他救活的人，有受过恩惠的当地贫苦人，有道士与和尚，还有陌生人。东坡一路走着，又爱上了沿途的风景，高高兴兴地挑起要落脚的地方了，他想皇帝既然打算让他去个比黄州好的地方，一定也肯让他自己另选个不错的地方。他开始兴致勃勃起来，朋友们也相当凑趣，都邀请他同住。佛印要他住扬州去，那里有他的一处农庄；范镇希望他来许下和自己做邻居；太守也来邀他，让他到仪真和自己共居。最后密友藤元发劝他住常州区太湖左岸的宜兴，藤元发在南岸湖州任太守。藤元发帮着东坡在宜兴城外的深山里找到一处田庄，大学士真要种地自给自足了。

九月份，东坡去看那小田庄。船行驶入荆溪，东坡立马觉得豁然开朗，这不正是自己平生最想要的地方吗，惬意得紧啊！我老了能来这种美好的地方，真是前生有缘，三生有幸！东坡又开始诚心诚意地感谢天、感谢地了。他神思已远，想到要种树，那嫁接果树可是咱的强项哩！种什么好呢？柑橘不错，我得在那边买个小园子，种上三百棵。你看看吧，这就是东坡。他总是能满怀欣赏和感激之情，很快就入戏，活在当下的节奏十分彻底，他没有时间想那么多是是非非、恩恩怨怨，或者怪天怪地怪自己怪邻居。

他马上写信给藤元发，说要在荆溪买房子。他和朋友出门溜达，发现一处很好的房子，花了五百缗把它买下，这就让他囊中空空如也了，但他很高兴。晚上，东坡和朋友一起到村子里散步，经过一户人家，忽然听到里面有女人的哭声。这是啥情况？东坡的热心肠绝不容许他不问缘由就默默地走开，他们敲门进得屋来，只看见一个老太太正蜷缩在屋子角落哭得十分悲切。东坡忙问老人为什么哭，老人解释说，她家有栋祖传一百多年的房子，儿子不肖，竟然把它给卖了！她就要和这原本打算一辈子相守的老宅分开了，真是悲从中来啊！说完哭得更伤心了。东坡动了恻隐之心，决定要帮她，等问明白老宅的位置，他的心不由得咯噔一下。真是无巧不成书，这老宅正是自己刚买下的房子。

东坡只顾心疼这失去祖宅的老妇人，全不考虑自己的处境，当即拿出房契烧掉了，他还安慰老人，说老宅永远是她的，不必分离。第二天，东坡把老太太的儿子叫来，让他请老母回到老宅，钱也不必退了。这对母子欢天喜地，东坡可真是一无所有了。其实苏东坡干的并不只是傻事，它其中自有奥妙之处。因为在面对逆境时，一个人越是想自己的得失，越是感觉到痛苦，越是想到感谢、帮助别人，越有利于战胜逆境。东坡从没停止过帮助别人，即便是在自己也深陷窘境的时候，这也是他战胜逆境的方法之一。

6.6 感恩有助于心情平静

我们看到那些得道高僧、虔诚的教徒身上总是有种恬淡的风度。是什么让他们心灵平静？有愤恨的人很难平静，而佛教也好、基督教也好都是让人相信苦难有因，感谢上天或者上帝能够帮助自己。即便面对不幸，也要心怀感激，相信这是人生的磨砺，它可以让自己成长进步，而且最终总会有万能的救世主公平地解决这些问题。感恩，是让人平静的原因。

研究发现，感恩水平高的人具有更好的睡眠质量。研究分析，感恩水平高的人在睡眠的初期更倾向于想一些积极的事情，而不会去纠缠在那些消极事情的解释上面。这有助于睡眠前的心理平静。另一方面，在生活中我们也会发现，如果当天的心情不好，睡眠质量就会下降，由于没睡好觉，第二天的心情也会不好，如此恶性循环，生活和健康质量都会越来越差。但是如果我们能一直保持一颗感恩的心，能对事情抱着宽容的态度，就不会有那么多烦心的事情干扰我们，我们也就更容易使自己平静下来去睡觉了。

东坡在惠州生活时心情越来越平静。他点上一支在广州买的上好檀香，特有的香味伴着烟气扩散开来，抚慰着他每个张开的毛孔。他关起门来静坐，回忆自己这毁誉参半的一生。有时候午后小睡一会儿，清凉的江风吹进房间，大江的光影射入他的房中。夜晚，他觉得那美得好像晴空般的明月，洗净了一切尘埃和迷雾。一切都是亮堂堂的，光明磊落，恰似他这一生的光景。他心中没有忧虑，那些像蚊子围住狮子一样的琐碎得让人抓狂的烦恼也已经随着江风飘走，他已经乐天知命，心安理得了。

6.7 感恩之道

感恩的操作层面很简单，就是先知恩，然后报恩。

感恩也要先过思想这一关，思想不顺畅做啥都不顺利。要感恩得先知恩，不知恩，何来感恩？有一个故事说一个进了监狱的儿子，在妈妈看望他痛哭流涕的时候，假装要和妈妈说悄悄话，趁机咬掉了妈妈的耳朵，他的理由是：你现在痛苦又有什么用？如果当初我偷第一件东西的时候，你不笑着鼓励我的话，我怎么能落到今天这般田地？这个故事的本意是指导妈妈们要怎么对待孩子的教育问题。可从另一个角度讲，这个如今被关进监狱的孩子知道妈妈的恩吗？如果他的反省，还是仅限于要把罪孽都归于溺爱他的妈妈身上，恨妈妈毁了自己的一生，那他还是不能真心悔过，用这种心态来面对余生的话，关多久监狱对他也无济于事。以这种心态想问题的人，绝不是一个懂得感恩的人。

懂得感恩的人才不会恨别人，因为他首先会想到他人的好。上面故事里的儿子，认为妈妈很贪婪、爱占小便宜，他就没想过这是一个无条件全心接受孩子一切的妈妈吗？一个肯到监狱里看孩子、还痛哭的妈妈，至少说明无论孩子变成啥样子她都真心接受，而不是指责。在她的眼里，自己的孩子永远是最美的，拿别人东西在其他人那叫偷窃在自己儿子这只是调皮而已。也许小时候她对孩子的鼓励也出于这种心理：儿子你做啥都倍儿棒！其实大多数事物都有两面，人也是如此，如果你只盯住不好的那一面，也就忽视了好的一面。感恩，其实就是把你的注意力更集中于事物好的一面。

东坡最大的优点之一就是永远能用放大镜发现美好的东西，细细观察，深深品味，一丝阳光、一湾清泉、一朵路边的小花，在他眼里都可以幻化得无比灿烂、十分清纯和娇艳。看见门前的果树结了新果，东坡会走过去先欣赏半天果子和树叶，吟一首赞美的诗；然后摘下果子品一品，惊为天果，再赋诗一首，并且发给弟弟；最后把吃过的果核埋地里，再慨叹两句，唏嘘半天，心中感谢果子给自己的奇妙际遇，希望这小小的果核来年能发出新芽。

知恩是思想，报恩就是行动，有报恩的行动才是把感恩变得圆满了。知恩报恩，形成一个良性循环，良好的互动，更有助于深层次的感恩。从欣赏一朵花，到欣赏大自然；从感谢一个人，到感谢整个世界。

Ⅶ　无痛无形化刀剑：积极防御

生活的不幸和挫折对心灵的折磨就像刀剑一样，人要是没点抵抗能力，时间长了肯定扛不住。弗洛伊德老爷爷曾经告诉我们，人们最常用的防御方式就是压抑。顾名思义，压抑就是把情绪、痛苦啥的直接给压下去了，至少在意识层面感觉不到了。比如有些人会把童年遭受的痛苦遗忘，表面上看这件事连同这件事带来的烦恼全都不见了，但是我们见过太多这样的实例，那种伤害给人带来的影响绝不是简单地压下去就可以解决的，很多时候压得越深反弹得越狠，而且你还不知道到底是因为啥。所以，压抑算不上积极防御，虽然它也属于适应性防御的一种，但从长远来看对人是很不利的。

在面对压力环境下，人们还有更好的选择，那就是积极的防御，比如预期、合群、利他、升华、幽默、坚持己见、自我观察、积极幻想等等，所有这些防御都是通过把消极情感转化成积极行动来调节冲突、威胁或创伤引起的情绪焦虑。积极的适应性防御可以丰富我们的生活，可以让我们充分利用恶劣的情境来帮助自己。它使不可接受的本能通过某种方式发泄出来。塞翁失马，坏事变好事，压力变动力，何乐而不为呢？我们试举几个例子来看看积极防御是怎么操作的。

7.1　合　群

合群指的是通过融入群体，从他人身上寻求社会支持。合群可以增进友谊，把消极情绪转化成友谊的加深。人都是社会动物，不可能脱离社会独立存在。人对自己的认识离不开社会和他人的评价。合群的人实际上是在与他人的和谐关系中更容易得到比较好的评价，得到更多的积极情绪。在遭遇挫折和痛苦的时候，人们容易对自己的评价偏低，而得到他人的安慰和积极的评价对重建自信是很有帮助的。

东坡无论到哪里，就能立马融合到当地老百姓之中，一点不见外，没人因为他是大学士、自己却没文化而不敢靠近他。老太太都敢调侃他，小娃娃也敢和他逗，他的朋友遍及各色人等，不分贵贱、官民、鸿儒白丁。这说明什么？起码说明东坡是个很合群的人，他不会突出自己、炫耀自己，而总是能找到可以与其他人交流的共同点。他可以与小娃娃看田地里的苗，与和尚谈佛法，与官员们喝酒聊天，从不因为自己当过大领导就端起架子来。直到老年流放海南期间，东坡还坐在槟榔树下和当地的穷农夫侃大山。土生土长的农民们不好意思地对东坡说，我们不识字，不知道能讲啥。结果东坡说，那讲鬼故事啊！这点和王安石形成很大反差，王安石基本无法和任何人相处，在任职期间经常与共事的大臣们争吵。老百姓都喜欢东坡，他有那么多朋友，连刚见一面的陌生人都愿意和他交谈，这些都有助于他渡过人生难关。

合群的精髓就是把个人压力稀释到群体之中，不用独自一个人咀嚼痛苦，钻牛角尖。还是那句话，人是社会动物，社会动物比普通动物更高级的地方就是能主动找到各种不同的群体，并通过群体来解决一个人不能解决的问题。合群的最终结果是建立积极关系，积极关系对我们的作用已经在前面讨论过了。比起一个人躲起来独自承受痛苦来，合群显然能更有效地解决困境。

7.2 利 他

利他指个体为了满足他人的需要而做出一些贡献，以此获得满足感。赠人玫瑰，手留余香，我们有帮助他人的需要，特别是在面对那些弱势群体的时候。帮助他人渡过难关的时候，我们可能会得到比自己渡过难关还要多的心灵满足。东坡就是这么一个爱帮助他人的人，他的爱心满满的，好像要随时溢出来一般。

东坡曾在杭州城中建立了中国最早的公立医院“安乐坊”，三年内医治了一千多个病人。他还让人用大字抄写常用药方，以布告方式张贴在城中广场，让一般百姓都知道。新政实施的时候，赋税多得老百姓实在负担不起，密州出现了好多扔孩子的现象。东坡有一次在诗里写道“洒泪循城拾弃婴”，堂堂的太守一边哭一边绕着城捡奄奄一息的小婴儿。东坡救了三四十个孩子，把他们分别安顿在一些稍微富裕些的家庭里。

东坡做徐州太守的时候，发现很多军士因为出差没有差旅费，逼得他们债务缠身，结果都离营逃走，沦为强盗。他便把规定改了，每年花的钱其实并不多，但是杜绝了军士流失的现象。不只对军士如此，他还亲自关心狱囚的健康，派狱医照顾病了的犯人。犯人病死或者失于照顾而死都是很寻常的事，以前从来没有当官的肯关心这些，因此，犯人的亲人们都非常感激。对于别人的困难，特别是下层的这些小民的疾苦，东坡总是特别能够感同身受，愿意想尽办法来帮助他们。这些事情其实做起来并不难，难的是身在太守之位还能体察下层的贴心和用心。有这样每天牵挂小人物冷暖的父母官，百姓还真是有福了。

黄州地区有个奇怪的恶俗，当地惯例就是一家要两个儿子一个女儿，如果多生了孩子就把他放到水盆里溺死。父母本来也不忍心，经常是背过身去闭上眼，但是风俗如此，家家都这样做。而且这个地方不愿意养女儿，女孩被杀的几率还更高。有一次，一个母亲生了四个儿子，不堪忍受这种折磨，结果母亲孩子都死了，真是人间惨剧。东坡被震惊了，哪能容许这样的事在这繁荣文明的大宋时、堂堂苏大学士眼皮底下发生！他马上写了封长信给武昌太守，信写得非常诚恳煽情，详细描述了这种残酷的现状，让人看了不胜唏嘘。他还提出了两个切实可行的解决办法，一个是必须得在当地立法，严格规定杀婴是犯法的，如若再犯必得严惩，以杜绝这种残忍而不人道的事情再发生。首先得教育当地居民，这个风俗是不对的；还有一个，他提到在密州救助弃儿的范例，就是专门拨出一定数额的钱粮让人收养孩子，一旦养一段时间，大人就和孩子建立感情了，再也不舍得扔，孩子就得救了。除了向太守求救之外，苏学士自己也没有站着说话不腰疼，只管提要求让别人实施，他主动积极地建立了救儿的组织，专门请德高望重有爱心的人当会长，请富人募捐，东坡自己也捐钱，用来买生活用品，米、布、棉被等。他还去乡村调查，看有没有即将生产的妇女肯收养孩子，只要肯养弃婴的，就送生活用品过去。用这样的方法，一年也救了上百个婴儿。

东坡在这些地方任职的时候，其实自己也仕途不得意。从他这一时期的文章和信件来看，他对于能够帮助这些军士、狱卒，能够救助这些婴儿，颇有功德无量之感。他做这些事情除了慈悲、人道主义的光芒指引之外，也确实能够让他找回自身的价值感，投入实际的工作之中并对他人有确实的帮助是件很充实的事。我们之所以把利他也作为一种防御方式就是基于这样的原因，人们在帮助别人的过程中通常会忘了自己的困难。

7.3 升 华

金庸的《天龙八部》里面有种武功叫斗转星移，就是对方出的招可以通过这个武功把它一转换又打回对方去，有点借力打力的意思；还有种武功，叫吸功大法，无论对方啥路子，啥打法，一概吸入体内转化成自己的内力。《神雕侠侣》里杨大侠因为思念小龙女整日伤心，还发明了所向披靡的黯然销魂掌。升华有点类似于斗转星移和吸功大法的结合，也像黯然销魂掌、愤怒无敌腿啥的，当挫折、烦恼产生的愤怒和痛苦向你袭来的时候，你不是死死抗住承受它，也不是囫囵给扔回去，而是把这股负能量吸入体内，然后转化成更大的正能量爆发出来，听起来更像一种神奇的化学变化。其实愤怒、痛苦这些负情绪也带着很大的能量，具有毁灭一切的破坏效应，如果你由着它走，它可能毁掉你的大好人生，如果你用得好，它能造福于你。看明白了吧，升华最好的地方在于能量没有浪费，变废为宝。

正如孟子所说，“故天将降大任于是人，必先苦其心志，劳其筋骨，饿其体肤，空乏其身，行拂乱其所为，所以动心忍性，曾益其所不能”。一个有正事做的人，不会被困难和挫折打倒，没工夫沉沦在愤怒和痛苦中。其实生活中的坎坷，也是一种人生的宝贵馈赠，是一次增益你所不能的好机会。这些愤怒啊痛苦啥的，都是帮你借力打力的筹码，拿来用就是，可别傻乎乎被它们牵着鼻子陷入泥坑里。

升华的心理学定义是指把由冲突或应激引起的消极情绪引导成一种被社会所接受的行为，如工作、运动或者艺术。有道是“愤怒出诗人”，正说明这样一个道理，遭遇痛苦、心生愤怒反而能激发人创作的激情。人家气你、整你，倒帮你成就了丰功伟业，这是件多么解恨、多么痛快的事啊！所以说升华是积极防御中最高大上的方式，你绝对值得拥有。

谪居黄州期间，成了东坡文学创作的辉煌时期，他的诗、词、赋、散文都取得了丰硕的成果，被誉为千古绝唱的《念奴娇·赤壁怀古》，“大江东去，浪淘尽，千古风流人物”；还有脍炙人口的《赤壁赋》均是这一时期的作品。与东坡同列为唐宋八大家的弟弟子由（苏辙）曾说，谪居之前，二人的文章还可以相“上下”，而谪居黄州期间东坡的文章，已经令他“瞠然不相及也”。如果说之前东坡的文章还有点为赋新词强说愁的意味，这个时期，浸染了忧愁、烦恼、痛苦、挫折之后的东坡，在他的作品里体现出一种成熟的风度、丰富的优美，如同经过风霜后的枫叶，格外娇艳动人。

东坡曾经说过，“某平生无快意事，惟作文章，意之所到，则笔力曲折无不尽意，自谓世间乐事，无逾此者”，他这辈子最喜欢的事就是写文章，看见啥立马提笔就写，一写文章什么都忘了。前三十年，他还不知愁滋味，像匹野马一样乱跑，文章飞扬有余，凝练不足。出四川走三峡，他写“风过如呼吸，云生似吐含”。路过新滩他又写了首长诗，其中有“楚人自古好弋猎，谁能往者我欲随。纷纭旋转从满面，马上操笔为赋之”。那个时候，写诗就像喝杯热茶以后渗出的汗滴，自然而然，轻而易举。这些虽然也可以算佳句,但是比起后来那些有深厚的底蕴的千古绝唱又差了那么点意思。

到凤翔做官,他平生第一次离开家人,有了些许不安和惆怅。这时他写“君知此意不可忘,慎勿苦爱高官职”。虽然表面上写不要追求啥高官,其实心向往之,处于纠结状态中。因为与王安石及其推行的新政起了冲突,东坡从京师又下到地方,去杭州任职。“秋风亦已过,别恨终无穷。问我何年归?我言岁在东。”这时候他已经心生郁闷,虽然还不到恨的程度,诗嘛,多少都得来点夸张的修辞方法。等到了密州,这里非常贫瘠,生活和杭州没法比。小人正得势,打着王安石新政的旗帜只管增加赋税,哪管下面人的死活,真是路有冻死骨,惨象迭生。他第一次写出了真心的无奈,“平生五千卷,一字不救饥”。自己也就是个码字的一介书生,怎么能救得了所有这些黎民百姓、实现宏伟的报国之志?文章不能当饭吃,特别是当权者根本连你的文章都不屑的时候。不过这一切的一切和“乌台诗案”被贬黄州之后相比都还只是铺垫。

戏演到悲剧的高潮,晴天霹雳直接打到东坡的身上。小官也不让你好好做,你那些不屑被看的文章,用来挑犯上作乱的毛病可是绰绰有余。什么叫欲哭无泪,上天入地皆无门啊?一生的骄傲和最爱,却成了人家鸡蛋里挑骨头的把柄,作为利刃反投向你!这样的打击还不够痛彻心扉吗?是人能承受、该承受的吗?这些愤慨化入愁肠,差点把婉转莺啼的百灵鸟逼成整日闭嘴、只能偶尔才会哇哇放出悲声的乌鸦。

写还是不写,这是个问题。幸好东坡并没有因此学乖,那样我们就领略不到一代风流人物的绝世风采了。如果不写文章,活在这世上究竟还有什么乐趣?我苏东坡还是苏东坡吗?“茹物不下”,岂能不吐!就像武侠小说里写的名剑出山要用血浸染过一样,这一路积攒起来的惆怅、郁闷、沮丧,混着这会儿令人坐立不安、吞不掉也咽不下的痛苦、愤怒、冤屈如同岩浆般蓬勃而出,铺天盖地,滋润了他的笔墨,君不见东坡此刻下笔犹如滔滔江水绵绵不绝,他的写作生涯终于进入了巅峰状态,独孤求败的苏大学士横出江湖,无人能敌!乱石穿空,惊涛拍岸,卷起千堆雪。江山如画,一时多少豪杰。羽扇纶巾,谈笑间,樯橹灰飞烟灭。

有时候人就需要逼一逼,受点折磨,否则你真不知道自己的能量能够穿透几重天。往日那个得意扬扬、昂首挺胸、走路不知道看道的东坡消失了,取而代之的是内功可以力透纸背的一代大侠苏东坡。恩恩怨怨都变成锦绣文章,是是非非都化作灰飞烟灭。快乐的时候写,痛苦的时候更要写。有喧笑,有泪水,有深沉的慨叹，也有轻快的调侃。他连做个肉都要写篇《猪肉颂》呢！“黄州好猪肉，价贱如泥土。贵者不肯吃，贫者不解煮。早晨起来打两碗，饱得自家君莫管。”没有肉了，他又安慰自己说，那些味道香浓的东西其实根本是害肠胃的毒药罢了，“甘脆肥浓，腐肠之药”。诗文到了这个境界，已经挥洒自如，不仅能写日常风土，借景抒怀，也能直抒胸臆，豪气冲天。

不仅如此，东坡在绘画和书法上也颇有造诣。艺术有触类旁通的功效，打通了一个关节，其他也能豁然开朗。东坡的艺术创作力比一般人更胜一筹，他在多个领域都有所建树。书法上，他吸取了王羲之、颜真卿等大书法家的长处，自成“苏体”，排名前三问题不大。在绘画方面，奋笔疾书变成了愤笔疾画，创造出了有名的“墨竹”。苏东坡从小景仰吴道子，他在被贬黄州的时候正好有时间好好琢磨改进画艺，钻研绘画让他浑然忘记了生活的苦难，进入艺术的世界。蜀中几乎家家都有竹，东坡是看着竹林长大的，所以他特别喜欢竹子，特别欣赏竹君子超凡脱俗的品格。“可使食无肉，不可居无竹。无肉令人瘦，无竹令人俗。”为了竹子都可以不吃心头好，可见他有多在乎竹，因此他也特别爱画竹。他用墨汁的浓淡来表现竹子的风韵，神形独具一格，和北派的画法形成鲜明对比，称作“墨竹”。他认为画竹的关键是对竹子的特点了然于心，才能成竹于胸。他形容“与可画竹时，见竹不见人，岂惟不见人，嗒然遗其身”，达到竹我一体、浑然忘我的境界，其实他又何尝不是如此？东坡的画最注重写意，体现事物内在的机理，并不在于细致勾勒形式。东坡画的“墨竹”，苍劲的竹竿和层次分明的竹叶，再加上月色背景，令人浮想联翩，不禁神游于竹林之中。你能感到这竹子的性格，好像很安静地休眠，又像是在风雨中飘摇，虽然微微晃动，又屹立不倒。这正像被贬黄州的苏东坡，高风亮节，令人钦佩与欣赏。

东坡还发明了“士人画”，以简捷、明快、快速的手法为特色。我们可以感觉到，无论书法还是作画，东坡都强调一个表意，不求精工雕琢，但愿神游其中。东坡自己也是这么评价自己的画的，他说我的书画虽然没什么了不起，但妙在有新意，不照搬古人之作，也是平生一大快事！有人说东坡微醺的时候画最好，绘画其实也是他内心的一种激发和表达。经常是这么一种场景，案子上已经备好笔墨纸砚，有人送上酒来，只喝了几杯，不胜酒力的东坡就醉倒一边，鼾声如雷了。少顷，只见大学士忽然醒觉，一跃而起，落笔如风雨，挥洒山河一瞬间。一切都在迅雷不及掩耳的刹那间一气呵成，让人叹为观止。他与宋代画家的米芾（宋代最杰出的大画家，被称作“米癫”）是好朋友，两人经常一起钻研作画，但是东坡与米芾全心只痴迷于绘画不一样,绘画不是东坡的全部,充其量是玩票,东坡是用画来挥洒心情和豪气,并不大讲究技术和笔法,只要淋漓尽致就好。

不知道别人心情郁闷的时候会不会这么个玩法,反正东坡是这样做了。诗词、书法、绘画,极尽泼墨,他在这些艺术创作中消灭掉困扰自己的烦恼和不快。他取得这些艺术上的成就正是经历重大挫折后对自身消极情绪的一种升华。他的这种升华,就像啼血的杜鹃,用鲜血晕染的歌声,悲壮而厚重。这血和汗当然不可同日而语,愤怒和痛苦变成了墨汁,书写着文章、描绘得墨竹、勾勒出怪石,成就了一个绝代艺术家。东坡用强大的负动能激发出无与伦比的创造性,还有比这更幸福的事吗?

7.4 幽　默

记得有首歌里唱道,"朋友你是喜欢哭来还是喜欢笑?"我想一般情况下每个人都会选择笑吧,就像歌名说的,笑比哭好。关键是当生活愚弄了你、伤害了你的时候,你还笑得出吗?幽默就是我们通过反讽或逗乐的方式看待冲突或应激,以此来达到重建情景的目的。幽默也是一种积极防御方式,是我们积极人生的一个有效的武器。你不是想让我难受吗?我不但不难受还要笑呢!幽默是一种大智慧,也是一种人生态度,是面对尴尬、痛苦、无奈时能看破放开的一种积极调侃。

东坡作为大学士,仰慕的人很多,人们都喜欢把自己的诗词拿给学士点评,得句夸奖。有一次,有个无名的学者来见东坡,这位学者自我感觉颇好,朗诵自己的作品的时候,抑扬顿挫,手舞足蹈。读完了他眼巴巴地望着大学士,问:"大人觉得鄙作如何?"东坡心想,直接说诗太差了,估计人家肯定受不了,人家大老远这么热诚地来了,再说打击人家积极性的狠话东坡也真不想说。怎么办呢?东坡答道:"可得十分。"对方特别高兴,面有得意之色赶紧又问怎么个好法呢?东坡就说,"诗有三分,吟有七分"。小小的幽默化解了一个尴尬的局面。

几乎每一件事都可以用幽默来解决。有段时间东坡经常给皇上上表,说些他自己都知道皇帝可能不爱听的话。他有个朋友,和他同一年考中进士,就是同年,叫晁瑞彦。晁瑞彦很担心他,东坡为了安慰他,就说,你别担心,我可是通过了仁宗皇帝的特考,仁宗皇帝都接受了我的诤言,现在我要不说话,谁还能说呢?接着东坡又一本正经很严肃地说,我真怕自己送命。结果把晁瑞彦担心坏了,神情严肃,一语不发。东坡话锋一转,又说,没关系,如果皇帝要杀我,我死而不悔。不过有一点，坏了我，好了你，我才不干。东坡说完这话，两个人都笑了起来。

在事关生死的危急关头，东坡也能保持这种幽默心态。话说“乌台诗案”中，官差骑着大马忽然来到东坡家中，没事先给个心理准备就打算抓东坡入狱，家人一看都哭了，夫人吓得不知道怎么办好。东坡就笑着对他们讲故事，说古代隐居的杨朴不愿进京却被押到朝中，皇帝问他是否会写诗，他说不会，皇帝又问有没人送他出来的时候写诗给他？他说只有臣妻写了一首：更休落魄贪酒杯，且莫猖狂爱咏诗。今日捉将官里去，这回断送老头皮。哭得正伤心的妻子听到东坡这首诗，也忍不住破涕为笑了。

他的话语、诗作、文章里到处可以找到幽默的影子，而且无论谁、无论啥事都敢下手。据说有一日东坡进到庙里，看到一首关于观音菩萨的祷词，说“念彼观音力，还著于本人”。东坡表示质疑，说我佛慈悲，咋能替一个人消灾结果整另一个人身上去了呢？于是大学士马上提笔来了一首，“念彼观音力，两家总没事”。还有点普通话的味道哩！他说到两性关系，认为张云说苏武的话有理，就兴高采烈地记下来，“苏子卿啮血啖毡，蹈背出血，无一语稍屈，可谓了生死之际矣。然不免为胡妇生子”。东坡这个人活得很本真，从来不忌讳一些所谓的正人君子回避的话题。程颐的弟子有次用“灵魂出窍”形容对女人的感觉，结果程颐吓得大惊失色连说“魔鬼之论！魔鬼之论！”这要是东坡的弟子，他非赋诗一首不可。就像他有次带歌妓见大通禅师，这个大通禅师非常讲究，不仅不让女人进寺庙，男人见他都得提前沐浴更衣。结果一看到东坡竟然带了一个不三不四的女人进庙，脸一下就拉长了，脸色着实难看。东坡毫不介意，貌似诚恳地说，如果大师肯借木鱼给歌女，他愿意写首道歉诗赔罪。大师不情愿地交出木鱼，结果歌女这么唱道：“师唱谁家曲，宗风嗣阿谁。借君拍板与门槌。我也逢场作戏、莫相疑。溪女方偷眼，山僧莫皱眉。却愁弥勒下生迟。不见阿婆三五、少年时。”得，这回把弥勒佛也捎上了，就连大通禅师都忍不住笑开了花。权威也好，神仙也罢，越是常人不敢碰的，他越要挑战一回，幽默一把，东坡就是这么个率真可爱的人生态度。

有一段时间王安石热衷于由字意找出有趣的理论，搞了一部《字经》，以一个出发点要涵盖所有文字，不免有点以偏概全，有些荒谬可笑的说法，引出很多话题。这种事东坡必须有话说。有一天他俩闲聊，东坡就问王安石，“鸠”为啥由“九”和“鸟”组成？王安石很感兴趣，但是确实想不出。东坡就说，诗经里说，“鸤鸠在桑，其子七兮”，七个小鸟，加上它们父母不正好九个吗？把王安石搞得目瞪口呆。

自己的弟弟东坡也不肯放过。子由个子高点，东坡说他正在那一本正经地看书呢，忽然不小心一欠身就被屋顶撞了头，“常时低头诵经史，忽然欠伸屋打头”；弟弟吃不下粗陋的饮食时，看东坡吃得那么快还纳闷呢，结果东坡又一本正经地说，不然呢，你要慢慢品味这些“美食”吗？这些话多少有点戏谑嘲笑的味道，不过你要是知道那都是在什么情况下的玩笑就豁然明白他的用心了。被流放在离京师很远的小地方，住在简陋低矮的房子里，兄弟俩可都是当宰相的材料啊，沦落至此，还不得不在路上吃难以下咽的奇怪东西，在那样的时刻，他开那样的玩笑，分明是要把生活的悲凉凄惨都换做沧海一声笑。

对于东坡这样一个善良、天真、藏不住心事的人来说，认真去尴尬、去执着、去痛恨都不太合拍。很难想象东坡点着鼻子和人吵架，就像台湾的政治会议；也很难想象他总是低着头不吭声地隐忍，然后要么像陶渊明一样彻底离开俗世、建立与世隔绝的世外桃源，要么像屈原一样发出悲歌之后就断然抛下人生跳江去了。他不会不说话、自绝于世，也不会吵骂得像个泼妇，所以，幽默是东坡面对人生最好的方式。他不会对这个世界彻底失望，从此不再发声，窝囊地忍着这人生无处不在的刺；他也不会过分激烈地表达自己，像个手脚并用爬高杆而露出红屁股的猴子，失掉儒雅的风度，所以他宁愿选择更愉快、更智慧的方式。这是他让人生保持平衡的玩笑，是他赖以存活的精神乐趣。

7.5 积极幻想

严格地说，积极幻想和防御机制是并行的一个概念，都是人们遇到消极信息时的应对方式，是乐观和对未来充满希望的人经常使用的一种方法。研究发现，大部分人，尤其是健康的人，都有一种用积极的方式认知自己的偏好。一般来说这有三个途径：第一，采用拔高的方式认识和评价自身过去的行为、个人品质和自我，也就是自我提高的幻想；第二，对自身控制力有着不切实际的幻想，毫无根据地坚信自己可以让事情往好的方向发展，但又从来不对发生在自己身上的坏事情负责；第三，有盲目乐观的感觉，认为未来比现在更美好，也就是说他们相信好的事情比灾难、压力和混乱发生的可能性更大。积极幻想很像阿Q精神，虽然有时候有点不切实际，属于自我欺骗的范畴，但是它对于对待难以自拔的痛苦特别是应对前途渺茫、频遭挫折的人生有着很积极的作用。它是一种积极暗示，可以带给人走出困苦的信念和希望。

儿童最有可能具有积极幻想，根据进化论的观点，这是由于成人的神经系统很难兴奋起来，也就是说积极幻想多数是在兴奋状态下产生的。成人适应性越强，他就越倾向于修正积极幻想，提醒自己真实的客观存在是什么。可很多时候，知道真实的客观现实并不是什么好事，试想遇到那种人力不能改变的现实会让人感觉到什么？完全的没有幻想，容易令人麻木而无为，丧失对未来的期待，失去对自身价值的认可。在心理学领域，积极幻想可以归于病态一类，过度的幻想可能让人完全脱离实际，做出脱离现实的选择，不利于人们适应现实世界。然而适度的积极幻想反而能帮助人们渡过难关。

东坡可说是非常善于积极幻想的人，这与他天真又乐观的性格有关，他心里总有个长不大的孩子，让他到垂暮之年还经常会积极幻想，可能这也正是他不会像其他遭受过挫折的老人那样容易抑郁的原因。被流放海南的时候，东坡烧烤生蚝吃，那真不算啥好吃的东西，他却稍加炮制就吃得津津有味。吃到一半东坡忽然想起个事，把儿子叫过来，神神秘秘地说咱吃生蚝这事你可千万别外传啊！儿子不明所以就问为啥啊？东坡就得意地说，他们要是都知道了，都得争着流放海南，就这点生蚝哪够吃？咱该抢不上槽了！儿子听完哭笑不得地看着满脸认真的老爸，不知道该说点啥好。

大部分成年人都认为世界是可控的，只要有周密的计划、辛勤的努力、合适的工具、技术和科学，很少有不能完成的事情，并相信自然灾害、疾病、社会问题和经济问题都是可以解决的，相信只要努力就会成功。我们对世界的有序性和可控性的信念，其实保护我们回避这样一个事实，即在生命中的任一时刻，死亡离我们只有一步之遥。实际上，对控制的信念可以减少我们的压力反应。我们相信压力情境是在我们能控制的范围里，就不会焦虑，这也是积极幻想的奥秘。我们想象不能出现或者成功的好事情，在不远的未来可以实现。这对于我们安慰自己、面对眼前的困境有很大帮助，可以让我们有信心在这种环境里继续生存下去。

在你本来要起码做个宰相，打算挥洒激情和才气、建功立业、干一番大事业的时候，结果因为自己十分正确的政论和皇帝要推行的不是一码子事就被挤出局，回到政治中心的希望如靠双脚登上月球一般渺茫的时候，一个旧时代的大男人，到底能不能觉得自己能控制自己的未来，甚至还能控制某些国家的政策、社稷的走向？眼前的境遇是，不仅没有大展宏图的机会，就连基本的生活条件都不能保证，衣食无着、房屋漏雨、有病无医，你要怎么想象未来的人生前景？东坡为什么需要积极幻想？如果没有这样的人生策略，很难保证他还能精神百倍地活下去，不郁闷，不放弃。

东坡追求道家的长生，其实未尝不是种积极幻想。在富贵荣华破灭以后，他热衷于炼丹，这至少让他可以在另一方面有所期待。临终的时候，他喃喃低语，西天或许有，但没法到那也徒劳。他其实心里是很清楚的，不过在这不尽如人意的人生里，做一些积极的幻想又何妨？

Ⅷ　百余岁何足道哉：乐观

塞利格曼(Seligman)在著名的习得性无助感实验中发现,受到痛苦电击却又无能为力的狗,后来会放弃尝试,只是低低哀鸣,被动地接受电击;即使后来能很容易地避开电击时,它们也不会去尝试避开了。狗是在这个实验的环境下学习到了这样的内容:任何行为都是徒劳的。这种无助和绝望感是通过数次尝试后学到的,所以把这个现象称为"习得无助"(Learned Helplessness)。但是前面我们已经提到,并不是所有的老鼠和狗遭受不可逃避的电击后都会变得无助,也不是所有的人在遭遇解不开的难题或逃不掉的噪音时都会产生无助。总是有三分之一的被试永不放弃逃避,也总有八分之一的被试从一开始就放弃,无论做多少次试验结果都是一样。那么到底什么样的人遇到挫折能不灰心、会一直抗争到底,又是什么样的人容易习得性无助呢?

要解释这个问题,要先看看习得性无助的人怎么看待挫折,其实说白了习得性无助就是遇到困难干脆放弃的意思,爱咋地咋地,我也不反抗了。为啥不反抗了呢?因为觉得咋努力都没用,让你跑?一跑电你、再跑还电你!永远没希望到安全的地方了,干脆不努力了。然后再接下去他会怎么想呢?唉,我就是这么一个倒霉孩子,太笨了,太傻了,坏事总是找得到我!这辈子也不可能有啥好果子吃了。在这种心态下,人就很容易慢慢抑郁,沉浸在自己"一切都不行了"的感觉中不能自拔。哪怕已经没有电击了,他也失去了跳到更好的一边去的能力。这真是悲剧。生活很顺利还好,如果真遭受点挫折,大概有三分之二的人都可能体会到习得性无助的感觉;如果挫折一再继续,或者这种习得性无助的感觉没有能被自我调节掉,那就该出现抑郁症了。

东坡一生遭受的挫折强度大而且非常具有重复性,足够让他体会习得性无助感,甚至成为抑郁症患者,可是他为啥没像那躲在笼子边呜咽的小狗呢?他蹦,他蹦,他蹦蹦蹦,电击摧毁不了他的信心、活力和意志,难道他就是传说中那生猛的三分之一中的之一?在他遭受最后一次"电击"——流放海南的时候,在别人都担心日子没法过的恶劣环境中,他却洋洋洒洒说了句"百余岁何足道",活一百岁又有何难?从这句话中,你能体会到他那颗乐观之心在不停地、有力地蹦跳着吗?

这恰如命运交响曲第一段鼓点般强劲的韵律和节奏。

一个生来悲观的人，在遭到不幸和挫折的时候容易逆来顺受，因为他对未来本来就没啥好的期待，坏事来了正好坐实了原本不好的猜测；而且他对挫折的解释，最后会直接让他对自己失去信心。而一个乐观的人恰恰相反。研究者把乐观分成两个概念，气质性乐观和乐观解释风格，下面就分别细化一下这两个概念，看看乐观者是如何面对人生的，看看乐观对人们有什么好处。

8.1 气质性乐观

气质性乐观是指对未来的期望，认为好事情比坏事情更容易发生。斯彻尔(Scheier)认为，乐观的人对未来积极事件的发生抱有期望，用日常的语言来描述，就是很容易"看到生活好的一面"。气质性乐观就是个体对有关个人生活和社会方面未来积极和消极事件发生的可能性和价值的主观评定，人们的行为很大程度上会受到这些评定的影响。气质性乐观是基于对未来的积极期望而产生动力，来驱使自身坚持与不断努力，即使在面对困难时，也会继续坚持追求所认为的有价值的目标，采用有效的应对策略，不断调整自己的状态，以便尽可能去实现目标。而对于悲观的消极预期，则会导致放弃的倾向。

气质乐观理论将人们视为连续体，一端是乐观者，通常认为好事会发生；另一端是悲观者，一般认为坏事会发生。由于人们可以表现出较为稳定的乐观或悲观倾向，因此研究者认为乐观人格倾向是一种比较稳定的人格特质，这种特质是个体对自己的一种重要而又健康的自我暗示。

我们通过对东坡性格的研究可以发现，东坡就是一个气质性乐观的人。这样的人可以简单将他理解为生来乐观，这点对于生来悲观的人来说，确实只有羡慕的份。有的人就是天然会想到好事，憧憬未来；而有的人就是总容易把事情往坏处想。如果你因为直谏或者写诗说点真言，就一直被流放、打压、羞辱，你会安之若素，甚至继续吃喝玩乐、写诗作画、采菊东篱下吗？你会怎么想？

可以想一想的事情太多了，想想"乌台诗案"。东坡因为"乌台诗案"被官差抓走，当时他还担心自己可能要一命呜呼了。他被关在监狱的小黑屋里。大学士这一生只有风光无限被人敬仰，何曾沦落到阶下囚的地步，其心情可想而知。到了晚上，东坡正一个人待着呢，忽然铁门拉开，进来一个神秘的黑衣人。东坡看了看，不认识，这人也不吭声，不做个自我介绍啥的，东坡就没理他。到了晚上，东坡觉得再担心也无益，再说自己确实也没做啥伤天害理必须要用性命偿还的事。这一想，他反而释然了，感觉到乏了倒头就睡。第二天早上，东坡一觉醒来，黑衣人就站他旁边盯着他呢！可把东坡吓一跳，不过黑衣人面带微笑，说恭喜大学士，您就快出去了。怎么回事呢？原来此人是皇帝派来的，敢情皇帝是个心理学大师，派人看看东坡睡得好不好，是不是安稳，都说不做亏心事，不怕鬼叫门。皇帝认为如果东坡做了错事，心里一定有鬼，肯定睡不好觉，没准还得喊个梦话什么的。所以东坡因为睡了一个好觉，就睡出一个问心无愧的证据。你想想，一般人被关进监狱，肯定要忐忑不安，焦虑担忧，吓得寝食难安啊。可是东坡却能坦然地睡上一觉，很不一般。在他心里，坏事不过夜，好事无限额。也正是这种对美好生活的希望和信念，支撑着他不会倒下。

再想想徐州。徐州属交通要道，高山环绕，水流湍急。东坡任职徐州的时候，深深地爱上了这里，爱上了徐州的天然风光，也爱上了这里精美的鱼蟹。去了那么多地方，包括被放逐的穷乡僻壤，似乎他就没有不爱的，说明地方并不是重点，重点还在于人心。谁知刚任职三个月，徐州就出了灾祸，发大水了。起因还是那个倒霉的王安石想要疏通黄河，不但没效果，还把负责人给逼自杀了。这不，黄河水蔓延到徐州，水位不断高涨。东坡守在城墙顶临时搭建的小工棚里，奋战了好几周没有回家。水始终不见小，城里的富人首先慌了起来，准备收拾细软弃城逃走。东坡站在城门口挡驾，他很坚定地说，这水一定可以退的。有我在，你们不必走。这些富人本来犹疑不决，正自慌乱，看到太守如此乐观果敢，只好怏怏地退回家。洪水飞快地涨到城墙边上，一点没有退的意思。东坡命人加厚墙基，加高城墙，但人手不够还需要额外的工人。他一刻没犹豫，双脚啪嗒啪嗒踩在湿泥里，大步直奔军营。这里可是皇上亲自统管的禁军，完全可以不搭理小小太守的要求。可是一个满脚是泥、满眼真诚的太守，实在令人不忍拒绝。不需要多余言语，卒长马上就表态，您亲自监督工作，我们也必须尽一份绵薄之力。洪水终于开始退去，满城一片欣喜，大家都十分感激东坡。现在很流行一个说法，叫作吸引力法则：你如果多设想好事，那么好事就真的会来。其实这个多想好事的人，也就是乐观的人，这样的人会起到很重要的作用，和一个乐观的人在一起，人们受到他的影响，担心就会变少，信心就会增加，也就更愿意努力去实现目标。

还拿海南举例，如果你被第 n 次流放，到了这个中国最南端最贫瘠的地方，海天一色，生死两茫茫，你会怎么想？东坡给朋友写信，说我这身体还能经得起折腾，你们不必担心。他还写了篇日记，说刚到海南的时候，看看这天地都汪在无边无际的水洼中,天水连在一处,好似遮天蔽日的一张网,让人喘不过气来,不免凄然伤心,想何时能逃得出这岛?这个反应和一般人是一样的,也正是他的政敌想要看到的结果。然而,他接下来说的话就比一般人要高一筹了。他说如果往地上注水,小草浮在水上,一只蚂蚁抱住小草才能不被淹死。蚂蚁坚持抱住小草,直到水都干了,碰见其他的蚂蚁,这小蚂蚁哭着说,没想到哇,还能活着和你们见面!先自己想象着勾画出这么一幅景象,然后像真事一样脑子里过电影般播放这小蚂蚁的音容笑貌,他是越想就越开心啊,简直是太妙了!所以他要在与朋友小酌以后记录下来。啥叫自娱自乐,自我安慰,乐观积极,这不就是吗?在他心里,这眼前的汪洋大海,也许都有为他干涸的一天;倘若不能干涸,他照样能像小蚂蚁一样,可以抱着小草活下去,一直等到和朋友们相见的那一天。

参廖派人带礼物来看他,东坡让来人带了封信,告诉参廖不必亲自来看望,自己好着呢!过一生没啥问题。北方不也得有病人吗?是病不都得死人吗?在这并不会比北方不安全。那些京师的国医啊,落在他们手里,才叫人担忧,恐怕死人还更多呢!参廖一听这话就笑了,知道不需要为这个顽强的老家伙太过担心了。在食无肉、居无药的海南,只要东坡还开得起玩笑,谁也不必忧虑他的生命力。

朝廷把这些大臣流放了还不放心,专门派人来查看他们过得怎么样,要是还敢过得好那可不成。派来查看东坡的是瘟神一样的董必,此人先是把老实的子由弹劾得又换了被贬的地方,这又兴致勃勃、杀气腾腾地奔东坡这里来了。不过这个董必倒是有个不错的助手,适时提醒了他,让他不要把事情做绝。所以关键时候董必没再往东坡驻地走,只派了个官员过去。官员发现东坡住在官舍里,结果当地的官员就被免职了,东坡也被赶了出来。屋漏偏逢连阴雨,还得想辙。东坡好不容易用手头一点余钱搞了一个草屋,"买地结茅,仅免露处"而已。茅屋就在槟榔丛里,所以他给这屋子起名叫"槟榔庵"。什么破房子也挡不住东坡的文艺心,你再有钱有地位,也不会把自己的房子起名叫东坡、槟榔庵啥的,所以俗人始终是俗人,东坡始终是东坡。东坡永远不缺人气,当地人纷纷帮他来盖屋,屋后就是丛林,猎人们猎鹿后会大清早来敲东坡的门,给他送新鲜的鹿肉来。此时他心情如何呢?"困厄之中,何所不有。置之不足道,聊为一笑而已",困难艰苦,就怕你置之不足道,最后总能一笑,这是东坡最大的长处。东坡也讨厌董必,要怎么处理他呢?待东坡喝醉之时,把董必编成鳖相公,来一段超级文艺的龙王宫里的故事,好好乐上一回就心满意足了。永远都是用笑来抵挡生活的困苦,永远也都能一笑了之,这不是乐观还能是什么?

8.2 乐观解释风格

有一天，你一直心仪的位置，被公司提拔了另外一个人。这个人并不比你优秀，你会怎么解释这件事？你觉得失去这个机会，是因为你其实一直表现不够好，或者最近的一项大任务没完成好？你认为这是因为你这个人不够聪明，所以领导不喜欢你，还是因为最近你在会议中大发厥词得罪了领导？你是想公司对你总是不公平，还是提拔制度有缺陷？又或者是公司新上任的领导很喜欢那个人，还是最近一段时间公司业务出现转型，需要提拔他那个领域的人？

塞利格曼(Seligman)认为，乐观就是将事物进行积极归因的一种倾向，他将这种倾向命名为乐观归因风格(Explanatory style)。根据他的研究发现，哪怕遭遇的是同一件不愉快的事情，不同个体会对这件事情进行可能截然相反的归因。你怎么看待发生在身边的事？就是这个视角，意味着你是否乐观。塞利格曼的乐观归因风格用的三个维度是"稳定-不稳定""内部-外部""特定-普遍"。比如刚才那个例子，如果你认为没有被提拔，是因为你一直表现不好，这种解释风格就属于稳定维度，而且如果你认为这一点是没办法改变的，就和狗不能躲过电击一样，你就很容易抑郁低落，因此这种解释风格并不是乐观的。乐观的人通常会把消极事件归因为外部的、不稳定的特定原因，也就是说认为坏事的发生责任不在自己，而在别人或者外界环境，而且这个因素是特定的，不是稳定的，说明它可以克服或者消除，不会一直给自己带来不好的结果；遇到好事的时候又是内部的、稳定的、普遍的归因，通常认为自己是很有能力的，取得成绩是因为自己了不起，而且这种能力可以一直持续给自己带来好运。一个这样想问题的人，怎么会不对未来充满希望？坏事一带而过，如清风拂过水面，不增不减；好事持续发生，像春雨滋润大地，润物无声，还有比这更美的人生吗？

我们可以试着给东坡这种屡遭挫折的人生进行归因。假设你就是东坡，也许你会认为遭到挫折是因为自己太得瑟，人过于高调，这是稳定的、内部的、普遍的原因，如果你这么想，并试图就此改变自己，很有可能会抑郁，因为这种高调的做人方式其实不是那么好改变的，如果真能改变，最常用的方法也就是压抑自己了，就像用磨石磨掉自己的棱角，像现实中众多芸芸众生那样做，由满怀理想和激情的个性青年变成圆滑、普通、唯唯诺诺的成年人；也许你会认为皇上和王安石之流实在太无能，不能慧眼识英雄，老是对我不满意，完全是由于他们的错误才导致自己一再被打压，落得今天这个地步，这是稳定的、外部的、普遍的原因，如果你这么想，有可能会一直愤愤不平，就像屈原一样，最后跳江结束了自己的生命，因为这个归因基本上也是属于不可改变的。

我们在前面的有关“感恩”的内容里讲过，东坡曾经写了一首诗，“人皆养子望聪明，我被聪明误一生。惟愿孩儿愚且鲁，无灾无难到公卿”。这首诗透露出东坡对他一生灾难的一个视角，他认为自己过于聪明是遭受不幸的根源，表面上他也说要自己的孩子不要这样了。可是实际上他到底有没有改掉他的高调呢？他在给友人的信里多次透露了这么一个意思，就是如果改变了自己的性格，东坡就不是东坡了，以一个旁人的样子活在世上还有什么意义？即便遭受千万次打击，我还是我东坡。也就是说他虽然无奈于现实，但是并没有怪罪自己，没有改变自己的意思。所以“乌台诗案”以后，他还是照样写诗，写完说自己已无可救药。甚至他这种解释还可以理解为是把一切归因于皇上的一时糊涂，一旦皇上明白过来，就会知道我还是聪明的。其实这里面隐藏的含义还是外部归因，因为聪明不是坏事，罪不当诛，要怪应该怪不能容纳聪明人的社会。所以我不需要放弃聪明，我更没什么大错，只是比一般人高明而已。这是他一直坚持的自我的内在想法。他相信自己，并没有因为挫折而灰心，失掉自信。他不改变自己，对恶劣环境的看法又永远那么乐观，强大的自我不怕雨打风吹，这是他始终不能被彻底打倒的根本原因。

一个需要大刀阔斧改变自己去适应环境的人，总是不如一个不需要过多改变自己就能适应环境的人更加自信乐观。乐观的人和不乐观的人同样会遇到不如意的环境、不好相处的人，乐观的人除了把事情尽可能往好处想，还有一个解决方法，就是做有利于自己的归因，消除让自己不快乐的情境，如果没法消除，那就避开。因为在乐观者的字典里，没有哪件坏事指向没办法改变的霉运，或者引向自己是个糟糕的人，这都是习得无助的前奏。东坡在京师里遭受了打击，他就把目光转向地方。他的归因告诉他，他在京城里混是没有好果子吃的，反而不如做地方官潇洒。事实果然如此，他最好的功绩都在杭州、徐州那些地方，那里的百姓也无一例外都爱戴这位地方官。东方不亮西方亮，何必在一棵树上吊死呢？

所谓乐观解释风格，就是对一件坏事做出有利于自己或者有利于未来的解释，比如塞翁失马，就凝结了古代乐观者最好的智慧，从塞外老翁丢马这件事开始了坏事、好事相互转化的轮回。仔细想想，哪有一件坏事能单纯是一件坏事呢？完全看你想它的角度。这次考试成绩不好，可以激励你下次努力考出好成绩；感冒发烧了，可以增加你的免疫力；没有大鱼大肉吃，可以让你的肠胃没有负担，拥有健康的饮食……一个能让你心情转好的视角才是最关键的。东坡雪堂墙壁和门板上写了四句话，“出舆入辇，蹶痿之机。洞房清宫，寒热之媒。皓齿娥眉，伐性之斧。甘脆肥浓，腐肠之药。”世人羡慕的车子、女人、美食其本质都是害人的啊！乘车的人，难免身体懒惰，得不到锻炼；有美女相伴，让人乐不思蜀，消磨身体和意志；好吃好喝，除了满足一点口腹之欲外，对胃肠完全是一种负担。生活条件不好的时候，能认识到生活享受其实对人生来说并无益处，不是更能够安贫乐道吗？按照辩证的理论，世上一切事物本来就有一利必有一弊，完全看你怎么想。乐观者能把一件坏事往好里解释，悲观者能把一件好事往坏里解释，这就是人和人的差距。

所以，挫折对于东坡这样一个乐观者来说，完全犹如一件塞翁失马的事。“黄鸟亦自喜，新音变圆吭”，没有挫折和打击，如此高调的东坡何以能发出圆吭之音，写出那么多凝重、雄浑、仙风道骨的诗词呢？何以能让他有滋有味的生活如此打动、吸引和鼓舞人心呢？“万物各得时，我生日皇皇”，他存在的意义更在于他是一个精神标杆，尤胜于一个诗人、画家、美食家，“纵横忧患满人间，颇怪先生日日闲”。

8.3 乐观让你活得更精彩

其实东坡此生屡屡遭劫，不能不说与他的性格有很大关系。像他这种打不倒的高调、乐观、充满希望和激情的人，一副天真、没心机的样子，特别容易招人嫉恨和打击。这真是很矛盾，越是打不倒的人，人们越要加倍地打，看你到底顶不顶得住，就好像对那些被打了屁股还不哭的孩子，父母要加倍用力打得他服气一样；可如果没有这种品格，又不可能在屡次被打又屡次重新爬起来的过程中积聚更大的反弹力，让生活更加精彩。

直到19世纪70年代末，人们都是把乐观当成一种病，看做是那种不成熟人的心理缺陷。中国人更是对乐观的人不大感冒，认为大多数乐观的家伙大多有点没心没肺，都倒了大霉了还老在那傻乐，简直是缺心眼儿。中国传统文化一直更推崇聪明、谨慎、温和、仪态端庄之人，做事做人都要讲究精准不能出错，坐如钟、站如松，眼观鼻、鼻观口啥的，不能贻笑大方，而东坡这种人简直属于嘻嘻哈哈不着调一类的。然而现代研究越来越倾向于认为乐观是人类物种进化的重要特征，因为现实或者悲观的态度虽然对认清事实可能更有效，但是在面对不可避免的危险、疾病和死亡时，这样的态度反而让人容易失去生存的动机，而乐观的人相信事情总有好转的时候，所以他们更具有强烈的信念生存下去。乐观是一种积极认识世界的方式，它也是用来适应现实世界的一种思维方式。

8.3.1 乐观是种选择性注意

乐观其实是对消极事件和积极事件的一种选择，对于消极事件进行选择性遗忘，而对积极事件则采取选择性注意，多关注积极事件，而尽可能忘记消极事件。无论对积极事件还是对消极事件，都做有利于自己的归因和解释。这样做的结果，能够使自己的情绪高涨，充满自信，而在这种状态下人更容易成功，完成自己想要完成的任务。

你没发现东坡特别喜欢自然景物，喜欢微醺后泼墨，喜欢与三五知己一起郊游，喜欢研究美食吗？他很能沉浸在自己喜欢的事物中，特别是在他遭受挫折、打击之后。东坡开始特别喜欢陶渊明是在什么阶段？肯定是在他被放逐田园以后，他为啥不推崇屈原呢？原因很简单，要是学屈原，他也得跳江。陶渊明就不同，因为不愿做为五斗米折腰的小吏，人家就自己开创了世外桃源，也是自得其乐的鼻祖。凭什么你贬低我我就得难受？不当官就过不成幸福生活？陶渊明的行为算是种无言的反抗，不伤人，不伤己，何乐而不为？在乡村环境里，东坡越来越欣赏陶渊明，甚至觉得他前生一定就是陶渊明。陶渊明辞官归隐，写了《归去来兮赋》，东坡把这赋新编一番，给整成民歌了，在地里一边耕田一边教农民唱，还敲牛角打拍子。东坡如果是陶渊明的话，也是搞笑版的陶渊明，什么事到他那总是会平添一番乐趣和幽默感。

这世上有很多种类型的人，乐观的人是最不爱钻牛角尖的那一类。他永远要努力选择让自己的生活更好、让自己的心情更好的那种路子，所以当发现路不对头，他绝对会弃暗投明，不会一条道跑到黑；同样一条路，他也一定会选择好的一面多看看，多想想。所以美味在有美味的时候是口腹之福，锦上添花，在缺乏的时候就是腐肠之药，不要更好；朋友在官运亨通的时候，是欢聚一堂，一屋子美女相伴、好几桌子美酒佳肴，在寂寞失意的时候，是三五知己乘舟赏月色，写下赤壁神篇；老婆在青壮年时是红袖添香、花中相戏，老了就变成点灯说话、关灯修佛，是爱情、更是亲情。还是那句话，何夜无竹柏，又何夜无月色？但少闲人与闲情雅致而已。你的选择，你的眼界，决定你的人生走向。要喜还是要悲，全在你一念之间。放下自怨自艾，立地成快乐神仙。

8.3.2 悲观者比乐观者更容易遇到不幸

如果按一般的思维来看，无论悲观还是乐观，事情就是事情，人都是人，大家摊上事的几率都应该是一样的。可实际的结果真不是这样，就像古人老说看相，说有的人一脸苦相，生活肯定不幸，结果你就发现好像那个人的确就比一般人不幸，这里面有啥玄学或者秘密吗？

科学家又出现了，他们做了实验，发现悲观者确实比乐观者更容易遭受不幸，原因在于悲观者遇到不幸的事情更容易沉浸其中，而且不做反抗，逆来顺受，不但不想改变不幸，还帮助不幸绑架住自己，质疑自己。他们通常比较被动，更不会采取行动主动避开不幸的事件。所以悲观者想要精彩的生活是难上加难，因为他们虽然不一定愿意但更倾向于吸引坏事靠近自己。有苦相的人，很有可能就是他们的面相泄露了他们在遭到不幸后那种不咋乐观的样子和倾向。

乐观者为啥更容易幸福呢？乐观者和悲观者最大的区别其实就体现在遇到不幸以后的态度上。比如同样生病，乐观者会采取行动来治疗疾病，掌握自己的命运。而且，他们更容易去寻求更多的社会支持，哥们姐们加爱情，都是他们克敌制胜的法宝。乐观者开放心胸，而悲观者习惯于独自咀嚼。东坡的积极关系、积极情绪都帮助他渡过难关，这些都和他的乐观与满怀希望大有关系。他曾经说过，“常以谓人之至乐，莫若身无病而心无忧”，人的极乐其实就是一种身心健康的状态，无病无忧。

8.3.3 乐观有助于成功的奥秘

保险业人员的流失率高，曾经让此行业的巨头们都头疼不已，只好求助于心理学家。塞利格曼等人研究保险从业人员后发现，这个行业最成功的人非常需要一种人格品质——乐观。乐观的人比其他人业绩更好，也更容易坚持。保险行业的工作特点就是需要不停地推销，并不停地遭到拒绝，脸皮但凡薄点、意志但凡脆弱点都扛不住，所以这个行业最需要乐观的人，乐观的人经受打击和拒绝后还能坚持，有种你们爱咋地就咋地影响不了我的那股韧劲。很多时候能挺住不倒下就能看到曙光，坚持就是乐观的人成功的奥秘。

东坡的打不倒，就在于他的人格永远不倒。无论政敌如何摧残他，就是看不到他彻底被摧毁。他有一颗永远指向光明之心，从不会放弃生活的希望，永远能看到生活中美好的一面，所以能处贫贱，也能处富贵；安劳苦，也能安闲散；能忍痛，也能忍痒。无论身在何处，他都能坚持对美好事物的追求，春花、秋月、阳光、雨露、温暖、清凉,细细品味生活的馈赠。所以想看到他生活得不惬意的,失败了;想看到他不再舞文弄墨的,也失败了。他不但要生活惬意,还要大书特书,大画特画,挥洒着艺术家不同凡响的人生篇章。那些阻挠过、伤害过他的人,最后倒帮助他更好地完成了艺术家的使命。

中国的传统小物件中有个不倒翁,仔细想想,这个不倒翁挺有意思。你怎么推它、搡它甚至把它扔地下,它总是笑嘻嘻地爬起来,最终让试图打倒它的人都灰心丧气。也许古代的中国人内心也希望做个打不倒的,永远脸上都带着笑的人,不倒翁就像这种乐观人的写照。

8.4 乐观训练法

乐观和希望在骨子里是哥俩,都含有把未来想得好才能坚持住的意思。在这点上,东坡又得天独厚了,因为他天生乐观。不过咱凡夫俗子也是有希望的,因为乐观是可以后天训练的。训练乐观有个 ABCDE(A:事件,B:信念,C:结果,D:辩论,E:效果)技术。

从一件让你感觉不好的事情开始,看看你对这件事的看法和结果,通常那些看法多半就是让你心情不好的想法,比如否定自我啥的,然后那些结果就是让你心情很糟糕之类。而到这为止,一切还算正常,因为每个人都有可能经历过这种体验,下面开始好戏上演了。悲观的人下一步就是沿着这个让自己心情不好的想法纠缠下去,反复回味和咀嚼,越想越糟糕。从有人看你一眼,你开始觉得肯定是因为自己今天穿的太难看,然后就悲叹自己就是一个不招人喜欢的人,老婆都讨厌我,一会回家老婆一定又会找茬和我吵架,两人吵架时可能一不小心把家点着了,整个楼都给弄塌了,结果压死很多人,人间惨剧啊!能这么从看一眼开始一直看到世界末日,这就是悲观思维模式的蝴蝶效应,由小及大,由一滴水掀起巨大波澜,然后活活把自己淹死在里面。所以遏制这种思维方式的关键是一定要及时刹车,不能允许自己这么无边无际地渲染、幻想下去。

乐观思维训练术最具技术含量的其实就在 D——辩论这一步骤了,通常可以在前三项后面加一个辩论来扭转颓势,就是反驳自己这个否定自我的结论。这个辩论过程通常把前面的悲观归因方法给纠正过来,把不好的事情归因到暂时的、外部的、非永久的原因上,结果能让自己不再那么难过和绝望。举个例子,一个小朋友考试不利,他觉得自己太笨了,结果心情糟透了。这个时候他就应该和自己辩论了，说这次考试之前，老师让自己去别的班办事，结果回来晚了几分钟，本来就有点慌张，题量还比平时大，没做完，才搞得成绩不理想，和自己笨不笨没关系，下次努力的话肯定会考好。然后就可以觉得不那么难过甚至忘掉这件事，憧憬美好的未来了。

反驳悲观想法的最有力方式就是证据法，找出你这个想法不能立足的地方。大多数时候你总能顺利找到证据的，只要你想。因为正常人遇到不好的事都会想得比较糟，但是理智想一想又都会发现其实不会那么糟。比如你的男朋友已经两天没给你发短信了，你想他肯定不爱你了，正打算哭哭啼啼。这时候证据法上演了，你要想想他是不是每天都发短信只有这两天没发？上次没发是因为什么，不是因为家人生病吗？现在是不是也有什么事情在忙？你是不是可以直接发短信问问他到底在干什么？你还可以观察，过了这几天，他是不是还一直不发短信？也许这样问下去，你会发现自己的确是小题大做了，完全不必这么悲观失望。证据法比阿Q精神胜利法好的地方就在于它更有理、有力，能让聪明人顺利接受，因为很明显它让人感觉更真实可信。

胜败乃兵家常事，其实乐观有时就是一种自己给自己的心理安慰和劝解，没必要瞎琢磨瞎判断的事何必老是没完没了，谁还没点沟沟坎坎、起起伏伏？做人最重要的还是往前看，认为希望就在前面才可能有勇气走下去。当东坡被关在黑乎乎的监狱里，他一定对自己说过，只是几首诗而已，我有何罪以至于不能安眠？安然打着鼾睡去的东坡，一定想着醒来后又是新的一天，事实也果然如此。

Ⅸ 日啖荔枝三百颗：幸福

古希腊哲学家亚里士多德说过，“幸福是生命的意义和使命，是我们的最高目标和方向”。从古至今，每个人都会对自己的生活有所期待，有的人希望功成名就，有的人希望爱情美满，有的人希望长生不老……时至今日，越来越多的人都有个共同的期待，就是能幸福地生活一辈子。是不是功成名就、爱情美满还是长生不老都不是最终的重点，关键是到底这一生是不是幸福。这引发了科学家们对幸福深入而系统的研究，人们希望能找到永远幸福的法则。幸福这个词不免太宽泛和不好界定，为了能够更好地描述人们的幸福，科学家们找到了一个可以量化幸福的标准，就是幸福感。说到底，积极心理学其实就是一门有关幸福的科学，我们研究积极心理的最终目标，就是找到幸福的真义。

自古以来，中国人信奉的就是吃得苦中苦，方为人上人。吃苦对于每个中国人来说都不是啥意外的概念，比如为了小升初小孩子得起早贪黑上各种课外班，为了考上名牌大学就不能有太多个人喜好，为了在官场上混好就得谨言慎行把自己变成另一个人，这些大家多少都懂点、信点，并且认为它们是对的。可对于怎么关心一下自己的心情和喜好，让自己开开心心地活着，追求个人幸福，人们就不是那么专业了。我们习惯性地把太有幸福感的人都看成是那种没有思想的笨蛋，一天到晚没啥正事只知道傻乐。我们曾经把追求幸福和享乐主义划等号，然后痛快淋漓地鄙视它，只管一门心思努力学习和工作，含辛茹苦、汗流浃背地奔向金光大道，甚至不允许自己耽于任何兴趣和爱好。那时候，我们也以为自己正在追求幸福。我们积攒一生的能量，去追寻最终的幸福，却忽视了沿途的风景。

一般的古代男人的追求则更单纯，就是一条：仕途发达、建功立业，要当领导而且最好还是国家栋梁，高的要影响江山社稷，国家走势；低的也要做个父母官，造福一方百姓。一个道德高尚、心存大志的君子从不以追求生活的小幸福为目的，他的目标永远指向至高至远的地方，并且不以过程的痛苦为痛苦。可是就拿越王勾践来说吧，你们猜猜看卧薪尝胆、费了九牛二虎之力真得了王位之后，他要怎么活下去，他会享受人生吗？支撑他多年生存下去的强大复仇心忽然没有了，他能受得了吗？

再说现代的，苹果公司总裁乔布斯怎么样？英年早逝！太有追求就太有压力，消耗心力如蜡烛燃烧。当时乔布斯的搭档之一毅然卖出股份，过自己的舒服日子去了。后来人家问他后不后悔放弃成为亿万富翁的机会，此人说了句名言，意思是说我得有命享这个福。这有点预见性，一语中的，乔布斯不就没了吗？人过于执着，虽然能干出漂亮活，但不见得能活得幸福。要说普通老百姓还是喜欢每天开开心心，胜过愁眉苦脸、苦大仇深吧？

此一时彼一时，时代早已经发生了翻天覆地的变化。今天的中国在高速发展的过程中，成功学让人累得半死去追求一切和名利相关的功利结果，我们收获了经济的繁荣、物质的丰厚。可是随着时代的不断进步，人们开始有了困惑：我们内心的空虚甚至压抑怎么与这外在的繁荣背道而驰了？在追求成功的过程中丧失了太多的人生乐趣已经让我们有点糊涂怎么活才合适了，这样的大义凛然，甚至要牺牲最可宝贵的亲情、爱情，换来的不仅是成功，还有抑郁、痛苦，心灵的彷徨，以及对越是努力越是导致自己离幸福更远的怀疑。也正是在这样的背景下人们开始思考人生的意义。有这样的情景频繁出现：某些非常成功的人士，忽然就放弃一切，回乡下种田，返璞归真过自给自足的生活。这样做了之后，他们发现，以前因为拼命追求导致曾经有的心灵和身体的痛苦都消失了，他们更能体会生活的美好和自然了，这些都是曾经被他们放弃了很久的生命的感觉。

某些发达国家的人早就开始提倡慢生活，看重家庭，发展各种个人的兴趣爱好，不肯为那些所谓诱人的成功放弃一切。在中国，这种趋势也越来越明显，这是经济发展到一定程度的必然结果。国家在灾难、贫穷、动乱的时候，人们最关心的是防御和损失；而在国家富足、社会和谐时，人们才会想到建造最好的东西。我们开始关注自身的感受是否开心或者幸福，这时我们恰好发现，苏东坡的人生正是符合现代人积极乐观、追求幸福的思想，他超前于时代一千多年！

苏东坡的政治生涯比起他的名气来说，那是大大的不匹配。他也想追求扬名立万，书写政坛奇迹，不过最后让他出名的完全是其他。要说职场倾轧，古代比现代更狠，动辄就直接流放或砍头，还得把全家亲的、近的、八竿子打不着的亲戚都捎上，不是一句辞职就能了事的，搞不好是要丧命的。著名诗人、政治家屈原也是一样的职场不如意，被挤兑来挤兑去，结果屈老爷不想忍了，直接自裁，跳江自尽喂鱼了！苏东坡的经历并不比屈原好多少，也被皇帝们、政敌们整得够呛，花甲之年还被第三次大流放，要不是生在宋朝，小命可能都不一定能保住，但苏东坡绝对不会像屈老爷这么做，生命多么珍贵，岂能白白浪费？

话说苏东坡虽然政绩一般，但是在诗词、书画、建筑、美食等数个领域都取得了辉煌成功。而且，人家比现代人还先进的一条是，三妻一妾无数粉丝还都和谐幸福，所有人都真心爱他照顾他。东坡属于活明白了的人，他知道人生绝不止从政这一条金光大道，幸福是极其私人的风景路，也是非常有意义的。事实上，我们早已经证实了东坡的选择是对的，他如果抱定仕途不撒手，中国历史上不止少了唐宋八大家之一、璀璨夺目、英姿飒爽的好诗人，也少了这么富有现代思想的古人样板和令人垂涎三尺的东坡肉。

9.1 有幸福感的人更能面对挫折

塞利格曼(Seligman)在著名的习得性无助感实验中发现，并不是所有的老鼠和狗遭受不可逃避的电击后都会变得无助，也不是所有的人在遭遇解不开的难题或逃不掉的噪音时都会产生无助。总是有三分之一的被试永不放弃逃避，也总有八分之一的被试从一开始就放弃，无论做多少次试验结果都是一样。这也许说明了同样遭受不幸和打击，为什么有人选择自杀，而有人选择勇敢面对的原因。

科学研究表明，有幸福感的人不但比较能忍受痛苦，而且在受到威胁时，比没有幸福感的人更注意健康和安全的信息。换言之，如果一个生来悲观，又一直体会不到幸福的人，在遭到不幸和挫折的时候更容易逆来顺受不做反抗，让自己的生活状态更加糟糕，就像无助感实验中的小狗一样，即便电击不存在了，它也没有能力跳到更有利它的一边。

幸福感到底指什么？幸福感和积极情绪是一回事吗，或者就是指快乐？幸福感和快乐或者积极情绪不是完全的一码子事，一般来说，幸福感主要体现在生活满意度上，即人们对生活中各个重要方面的评估，例如对工作、健康和情感关系的评估；同时，还包括人们的情感，比如欢乐、激情等积极情感。人们对积极情绪领域的研究更加精细和深入，而幸福感则只针对这一个概念，幸福感虽然是一种感受，但并不聚焦于当下。真正的幸福并不是被自身的情绪所控制，而是要做我们情绪的主人。

不过，在很多情境下积极情绪、快乐和幸福(感)这三个词是不加以区分地通用的。积极情绪虽然不是幸福感的全部，但在大多数情况下，它为我们幸福感的形成作出了很大贡献。而快乐和幸福，在英文中本就是一个词——happiness，现代汉语中的这两个词在西方人那里是同源的。

说到这里我们应该很明白了，有幸福感的人，其实就是对生活比较满意、对未来很有希望的人，一般来说，拥有比较多的快乐或者积极情绪的人更容易幸福，但也不排除有人就是比较平和，一样可以获得幸福。东坡是个快乐情绪很多的人，而且具有很多优势人格特质，比较乐观，他是那种比较高端大气上档次的幸福体验者，他的经历刚好可以给我们一个范例，说明为啥有幸福感的人更能百折不挠。

9.1.1 有幸福感的人有更积极的关系

人们已经普遍接受了重要社会关系是健康和幸福的关键这一理念。人际关系的广度和深度极大地影响着一个人的健康。如果有更多社会支持、和朋友有密切联系，一个人的身心也就更健康，更少生病和压抑，可以更快从身体疾病和心理问题中康复。

有研究表明，最幸福的人是独处时间最短的人，也是将最多时间花在社交上的人。东坡的儿子苏过曾经说过，家里一天没有客人父亲就难受得不行，东坡是典型的喜欢交朋友而且也善于交朋友的人，这在前面的“积极关系”的有关内容中有比较详尽的描述。有幸福感的人比没有幸福感的人更善于交朋友，拥有更积极的社交关系和婚姻，这也许是因为人们都愿意和有幸福感的人交朋友或者结婚，而本能地避开那种沉溺于不幸福感的人，这是由于人们希望自己也能够被“传染”到幸福和快乐。积极关系对人有强大的支持作用，让你知道自己是被接纳的、不是你一个人在与世界抗争，这有助于人们对抗挫折和不幸的事情。

9.1.2 有幸福感的人更易记住和发现快乐

有幸福感的人容易记住更多快乐的事件，甚至比实际发生的还多，他们常常把不好的事件忘掉。我们读东坡的诗文就可以知道，他对幸福快乐的事情，无论大小，都仔仔细细描绘，看了个什么小山，吃了个什么小骨头，发现了个什么小物件，都写得细着呢！他把这些喜滋滋地与人分享，让人颇有身临其境的感觉，不过你试了如果没觉出那么幸福可别生气，个人体会的强度不太相同，只能说明你的幸福阈限比东坡高多了。有幸福感的人关注给自己带来满足的生活体验，对糟糕、难过的事情则尽可能忽视或者忘掉，以保证生活继续幸福下去，他们不允许自己长期处于不幸福的状态。就像东坡被贬黄州后，断断续续难过了不到一年，他就开始将注意力转向装修自己的小房子、往地里种新鲜蔬菜、教农民唱歌、游山玩水赏月这些他喜欢的事情上了，并从中收获了满满的快乐，压力和痛苦也就跑到九霄云外去了。

其实黄州已经算东坡被贬的几个地方中条件最好的了，这儿离汉口很近，还算比较中心地带，不像其他地方那么贫瘠。毕竟这是比较欣赏他的皇帝的意思，只是想给老对新法多嘴多舌、怎么也止不住的东坡一个教训，心怀着慈善呢，没想下狠手。后来惠州可就不一样了，出手的是比皇帝低一级的臣子，曾经还做过东坡朋友的章惇，就是苏大夫人王弗嘱咐过东坡不要与之交往的那个翻脸如翻书的不靠谱之人。首先用打击报复来保全自己不牢靠地位的小人之心就不得了，何况还想让他有比之前更惨痛的教训、活得不要那么多姿多彩。这次东坡被贬到南中国广东的南部，大庾岭外地区，先派英州，还没等热乎呢，奔波安顿中就又降职改派惠州。大家可千万别用今天珠三角的繁荣想象当时，在大宋朝中华民族的繁荣还没到广东呢！就算这样东坡还给打算从汉口走上一千里路来看他的朋友写信说："到惠将半年，风土食物不恶，吏民相待甚厚。孔子云'虽蛮貊之邦行矣'……"从这就可以初见端倪，章惇的希望恐怕要落空，惠州虽然是蛮貊之邦，架不住东坡有一颗善于感受幸福的心，半年的深入惠州生活，他就已经觉得这里的风土人情都还是挺不错的，显然他又要开始新一轮的多姿多彩了。

东坡刚踏入惠州的领地，蓦然看到这不同其他地方的亚热带景色不由得心头一紧，哎呀妈呀，咋能这么美呢！他看到满街的槟榔树、路边的香蕉园和菜地里郁郁葱葱的蔬菜，觉得它们都有点不一样的新奇和活力，忍不住雀跃起来，立时三刻就喜欢上这里了，觉得被流放咋就那么幸运呢。要不怎么说他是一个幸福感阈限很低的人，特别容易满足？他早就忽视了一下子袭来的闷热潮湿的空气给他小心脏带来的不适。后来他高兴之余就写了首诗，让自己变成和杨贵妃一样贪吃热带水果的人，"日啖荔枝三百颗，不辞长作岭南人"。

大家注意了，美食对东坡是很有意义的，你们发现没，他每到一个地方都积极发掘当地名吃，没有也设法让它有，就地取材，务必要吃出特色和乐趣来。比如杭州居民感谢他修好了堤坝送的一大堆猪肉，他当即就把它们炮制成了东坡肉；在海南，他烧烤了生蚝；下江南，尝过死了也要爱的河豚肉；这回到了惠州，岂能放过鲜美的荔枝？而且，在惠州他还发现这里有种特殊的蜜柑酒，喝第一口，他就有了在遥远的地方竟也能找到知己的感觉。他兴高采烈地写信给朋友说，喝了这杯酒，精力充沛、红光满面；喝了这杯酒，飞天涉水、飘飘欲仙。他把这酿酒的秘方写下后刻在石头上、藏在桥下，等着要成仙的人来找。有句话叫"想要男人的心，先要抓住男人的胃"，老被用来当作爱情攻略。而一个喜欢美食、制造美食的男人可就不得了了，他的心绝对更容易幸福，这里面自有深意。人不只是用一副臭皮囊来包裹心灵，有时候心灵幸福的密码就在自己的身体上，善待身体，能得到最初级的快乐，这种快乐在环境艰苦的时候尤为重要，它让你觉得生活还是很美好的，幸福来得并不是那么困难和突然，它自然而然就在每天的饮食起居里。在修炼成高僧之前，我们需要这些尘世的快乐，不要笑话它是多么低级，因为我们其实就是这广漠世界里渺小的芸芸众生，满足了金子塔底部需要的人才更有能力追求顶部的目标。要追求幸福，别一上来就想得多高深，先从小事、小愉悦开始才靠谱和稳妥。

东坡很快就爱上了对岸的松风亭。他时常逗留在这山顶的小亭子里，极目远眺，思索人生。有一天他正要回家，看到他家远远地出现在树顶的位置，路途遥远得紧，不免畏难起来，想这不得跑断老腿？就在这个瞬间，他豁然开朗，想为什么一定要回家才歇呢？怎么就不能在亭子这里好好歇歇？于是他的心就像脱钩的鱼一样轻松极了。要是说以前他被流放在这穷乡僻壤还有一丝隐隐的不甘，这会儿他算彻底解放了，还是那句话，心之安处即我乡。放下对人生的固执之念，在哪就做哪该做的事，天涯何处无芳草。有幸福感的人，通常是能够活在当下的人，他们不会执着于过去的烦恼、挫折和那时关于幸福的想法，而会不断根据现实来调整新的获得幸福和安宁的办法，以眼下为基础憧憬美好的未来。

9.1.3 有幸福感的人更可能有希望和信仰

在塞利格曼(Seligman)对幸福的分类中，希望和信仰都与将来的幸福有关。希望指的是期待未来会更好，并为了这一目标做好计划、努力工作，期待好的事情会发生，相信只要努力就会有好运。因为对未来有希望，所以现在的生活变得更加有意义，从而可以对抗挫折。你在此时此刻感到快乐，是因为你对未来有憧憬。有希望的人还经常高估自己的能力，这让他们更有信心面对眼前的困难，追求美好的未来。有幸福感的人，因为更有希望和信仰，所以更容易在挫折面前有能力应对。

本来东坡预想惠州的生活条件不好，所以没敢带结发夫人王闰之和其他家人，只敢带上朝云和两个儿子，没想到倒成就了朝云心甘情愿护主的英名，她真心向大学士靠拢，也潜心学佛和修道。惠州成了东坡和朝云宗教爱情故事的发生地和修炼所。

东坡早年的佛禅机缘还是蛮丰富的。他生长在佛教传播相当发达的四川，家乡眉州处于峨眉佛教文化圈内，与佛教圣地峨眉山和著名的乐山大佛相去不远；其父母与弟弟子由均不同程度信奉佛教，家庭佛教气氛浓郁。东坡一生始终不断与众多佛僧交游，就是这种佛缘的影响。年轻的东坡在儒家积极入世、进取思想为主导影响下，一心只想在大政中奋发救国，对佛家思想还不那么看重。可在遭遇那么多挫折后，他的命运在新党、旧党的轮番执政中起伏不定，诸多的苦恼在儒家经典里都找不到答案，他对政治斗争已经不感兴趣，开始修佛禅。而朝云的配合，让二人的修炼有了高级恋爱的感觉。想象一下仙风道骨的大学士和他美如春天朝露般的少夫人执手款款走向丰湖边、共同建造一个放生池的情景吧！朝云像圣女一样把小鱼放在池里，东坡凝神观看，何等浪漫而富有灵性。朝云比东坡心思更单纯，虽然比他晚接触佛教，却是更虔诚的佛教徒，她死前还念着金刚经的一道偈语。

在东坡的诗中，经常可以看到佛教思想的影响，“吾生如寄耳，何者为祸福？不如两相忘，昨梦哪可逐。”(《和王晋卿》)佛教认为大乐在于人心，超越之路就在自我生活中，东坡参透了大乐、人心的关系，也就明白了“随缘委命”的超越现世之说，因而对他来说生活中这些困难都算不得什么了。正如朱光潜在《论诗》中说的“‘禅趣’中最大的成分便是静中所得于自然的妙悟……中国诗人所最得力于佛教者就在此一点”。

东坡幼年曾师从道士学习道教的内容，并深受道士的称赞，可见少年的他对道教内容学习的用心。后来，东坡又接触到《庄子》，受到道家思想的熏陶。他读《庄子》时曾经说，这书里的话太妙了，把我说不出但能感觉到的东西都说透了！在东坡后期的作品中，庄子浪漫的文风和他自我的追求充分结合在一起。经历了人生的折磨，一直蛰伏在苏轼内心深处的道家思想开始跃跃欲试起来。他主动向道家思想靠拢，让自己在生活中更顺其自然、随遇而安，始终保持通达乐观的生活态度。东坡与道教的渊源越来越深，内心越来越宁静，他的豁达超脱，就是受了这些思想的影响。朝云追随着东坡，也对道家长生术产生了兴趣，两人一起追求简朴的生活和无邪的思想。正是道家思想中的一切本空的世界观、自然适意的人生观和清净洒脱的生活情趣，使东坡在逆境中得到超脱，在尘世里能够安静。这种道家思想在他人生观的形成上起到了非常重要的作用，促成了他后期达观出世和追求超然旷达的心境。

在这样的心境下，晚年被曾经的老友章惇流放到遥远的惠州，在东坡的心灵上已经不再是沉重的负担，而是随遇而安甚至甘之如饴了。信仰能抵抗绝望，是增加幸福感的主要基石。宗教给信徒带来希望，宗教信仰体系能让人理解发生在人生中的灾难、压力和不可避免的损失，相信这些困难都可以克服掉，乐观地面对以后的人生。而且宗教常常是和生理、心理更健康的生活方式联系在一起的。在东坡最困难的晚年时期，道家、佛家思想精华在他身上有着空前的融汇和贯通，道教、佛教的信仰体系帮助他建立了淡泊超然的独特的幸福人生观。

9.2 永远幸福的法则

有很长一段时间人们都沉浸在一切都可以改变的美梦里，以为只要努力，人就可以克服天生的一切人格特质，每个人都能根据需要被训练成具有相同特点的生物，那些先天悲观的人一样可以获得和先天乐观的人一样多的幸福感。科学家关于双生子的研究打破了这一梦想，特别是同卵双生子的实验。基因完全一致但分别在不同家庭长大，双生子的人格特质更像亲生父母而不是养父母，也就是说在这方面遗传体现了比教养更决定性的作用。进一步的科学研究都在说明，大约百分之五十的人格特质是由基因决定的。幸运的是，某些特征并不是不可改变的，比如悲观和恐惧。这让我们研究幸福有了更深的意义，毕竟幸福是可以学习的，通过努力改变，不幸也可以转变得幸福，即便我们不是像东坡那样先天乐观。

积极心理学之父塞利格曼（Seligman）认为，幸福感和自信，都是你获得成功以后的副产品，不可能在成功之前就产生积极的体验，这和传统的要孜孜不倦地追求成功的想法是不谋而合的。有的人拥有相当积极的情绪，这种个性会伴随他们一生。拥有积极情绪的人大部分时候都感觉良好，好事会带给他们幸福感，而且这种幸福感相当持久。积极情绪是种人格特质，具有遗传性。有的人生来积极情绪就低，那是不是他一生就不必追求幸福了？塞利格曼后来发现，一个人即便没有很高的积极情绪，也可能得到幸福。何况一个人的积极情绪是可以人为习得和改变的，并不只是遗传说了算。因此我们在看东坡的故事时，不需要再慨叹老天不公，让他拥有得天独厚的优势和美德。只要我们愿意，完全可以改变我们的幸福指数，获得更满意的生活。

我们想获得幸福，而且是永远的幸福，就需要知道幸福的真正法则。金钱能带来幸福吗？还是健康？或者婚姻？

9.2.1 幸福持久度的公式

塞利格曼（Seligman）给出了幸福持久度的公式：$H=S+C+V$，H 代表幸福的持久度，S 是幸福的范围，C 是生活环境，V 是你自己可以控制的因素。

塞利格曼在《真实的幸福》中讲述了露丝的故事，它有助于我们理解幸福的持久度。露丝是住在芝加哥的单亲妈妈，生活很需要希望，所以她每周花 5 美元买伊利诺伊州的乐透彩券。她的心情每天都很低落，这种情况始于二十五年前她还在念中学时。有一天，奇迹出现了。露丝中了 2200 万美元的乐透奖，她高兴得简直要疯掉了，她立刻把工作辞了，跑到大百货公司去血拼。接着露丝在高级住宅区买了一幢有 18 个房间的豪宅，还有最名贵的跑车，她甚至把双胞胎儿子都送进了私立学校就读。但是很奇怪，随着时间的流逝，她的情绪又变得低落。最后，到年底时，露丝的心理医生诊断她为慢性抑郁症，虽然她完全没有任何抑郁的原因。

露丝得奖之后经历了强烈的但是短暂的幸福感，而一年之内这种狂喜就消逝了。她并没有像有些人一样中奖之后挥霍无度以至于破产，应该说奖金给她还是带来了物质的改善，而这些物质的改善起码在一段时间内改善了她的心情。但是结果却是她的心情回到了中奖之前的低落水平，尽管她现在有着更好的生活条件。短暂的幸福不是我们追求的目标，它们相对比较容易获得，比如一块巧克力，一场电影，都能对人起到这个作用。甚至金钱、高成就、幸运的事都不能给人带来长久的幸福。

这个持久度公式的意义就在于揭示长久幸福的密码。研究表明，我们每个人都有一个积极情绪或消极情绪的范围，这个范围是决定我们整体幸福程度的先天成分，就像同样的事情可以引发不同人不同的幸福感觉。这就是露丝得到完全不一样的生活以后又回到抑郁的重要原因，也是东坡经历坎坷还是能体会幸福的先天要素。为什么说这是重要原因或者先天要素呢？因为这个范围首先是由我们的遗传决定的。但是只要你努力争取，就可能获得你天生幸福范围内的最高点。提高主观幸福感，必须经过有意识的、积极的努力，而不是等待。这也是我们研究苏东坡的意义。

生活环境确实可以提升幸福感，但是这种改进可能会很不切实际。其实生活环境对幸福感的影响并不完全像人们想象的那样，比如金钱。瑞士人的平均生活满意度确实超过了贫穷的保加利亚人，但是高于瑞士购买度的美国人生活满意度并不比瑞士高；极端贫穷的加尔各答穷人被认为不大可能有幸福感，而实际是，除了对收入不满意，他们对道德、家庭、朋友等满意度都挺高。心理学认为，实际上你对金钱的看法更能影响你的幸福感。除此以外，教育、种族、性别和气候对幸福感的影响都不大。婚姻和社交生活有可能影响到幸福，友谊、血缘关系、人际关系和婚姻都是幸福的重要来源。幸福的人比不幸福的人拥有更多的朋友，更可能结婚，更喜欢参与群体活动。幸福的人更可能有积极关系，积极关系也同时能带给人幸福感。健康本身对幸福的影响不是那么显著，更重要的是我们对健康的看法。

越来越多的分析和研究让我们相信，并不是外界客观存在的事物本身对幸福起到最决定性的影响，最关键的是我们的内心对于这些事物的看法和定位。章惇无论在惠州还是在海南，都不可能像东坡那样幸福，所以他也看不得东坡在春风中听着寺庙钟声的惬意，其实这是一件多么简单而普通的事情，只要在春天有座有钟的寺庙就能完成，根本不值得嫉妒。因此公式里还有一项是我们可控的因素，如果你的人生完全不由你掌握，那你恐怕很有可能会绝望；只要命运还有一部分操纵在自己的手里，就有无限的希望，我们就能在现实里找到幸福。面对坎坷和痛苦，你能否找到生活中的亮点，比如惠州的荔枝和棕榈树？对过去的伤口，你能否不再一遍一遍想起，而着眼于现在的生活？你能得到的，就在于你怎样把握人生。

9.2.2 抓住眼前的幸福

在 Tal Ben-Shahar 看来，幸福感来源于将现时的感受和行为整合到整体的人生当中去，有幸福感的人能够享受当下所从事的事情，同时通过目前的行为，获得更加满意的未来。这样的生活状态就称作“幸福型”。获得长久的幸福，最重要的就是心存对未来的希望而且更牢牢地把握现在。幸福是现在的一点一滴联结成的感觉，有时短暂的幸福累积得足够多也能形成一个幸福链。

民以食为天，东坡在每个地方都发掘美食，无论条件多么恶劣，食物总是有的，也总是人所需要的，所以他从这点开发幸福感可谓十分智慧。开始这小幸福可能十分短暂，就是一顿羊蝎子，几只烤生蚝。但是他总是在生活中不断地体验这种感觉，美食成了他幸福感的一种重要来源。东坡在一篇故事里写了两个乞丐在谈人生的志向，其中一个说，我这辈子不满足的地方就是吃饭和睡觉，要是有一天我能得志，我必得吃饱了就睡，睡好了再接着吃！另一个说，不，不，不，我的志向可和你不一样！我要吃了再吃，睡什么觉啊！这个故事升华了东坡的幸福。人有小满足之后才有大满足，这是着眼现在的很现实的方法。

同样是吃饭，有的人毫无乐趣可言，东坡就能吃出幸福；同样是游山玩水，有的人感觉不到美，东坡就能有感而发，抒发情怀。这就是品味生活的态度，它让你把身体上的暂时的小愉悦升华成高层次的满足和快乐。如何品味生活？首先你要放松心情，这样你才比较容易注意眼前发生的事情。很多焦虑的人都是因为过于担心将要发生的不好的事情，反而不好好享受眼下，失去了本可以让自己快乐的机会。东坡在吃生蚝的时候，闻其香、尝其味，心思都在这散发香气的事物上，不去想床柱上的白蚁，更没有想自己已经是第三次被流放了，这命咋这么苦呢？所以他的舌头感到了生蚝的鲜美，他的心感到了有美味可吃的满足。其次，是知觉敏感。你知道羊蝎子的肉比羊其他部位的肉更鲜美吗？你知道西湖晴天和阴天、早上和晚上有哪些细微的变化吗？东坡都知道，他可以捕捉西湖二十四小时的细微不同，写成二十四首诗，你能吗？对生活麻木、迟钝的感觉，是阻碍我们品味生活的枷锁。我们太容易习惯美好的事物，执着于痛苦的事物，这是我们不幸福的根源。

在与别人分享美好的瞬间方面，没有人比东坡做得更好的了。吃的每一样好吃的、去过的每一处好景色、看到的每一件滑稽的事，他都会与弟弟、朋友甚至全国人民分享。连一本正经的孔老夫子，也说过著名的“独乐乐，与人乐乐，孰乐?”因此关于分享实在没啥可多解释的了，它可以作为公理来使用。

9.2.3 找寻生命的意义

塞利格曼的老师 Julian Jaynes 在实验室里养了一只稀有的亚马逊蜥蜴作为宠物。头几个星期，蜥蜴不肯吃东西，不论老教授如何费心，它就是一点不吃。老教授喂它生菜、坚果、超市买回来的肉馅，甚至捕苍蝇、捉昆虫喂它，还把水果打成汁喂它……都没有用，蜥蜴一天天消瘦下去，眼看就要饿死在他面前了。有一天，教授带了一个火腿三明治做午餐，他分了一些给蜥蜴，一如既往的，它没有兴趣。教授拿起报纸来看，当他看完头版，顺手就把报纸丢在了火腿三明治上面。蜥蜴看到这一情景，立刻在地板上匍匐前进，跳上报纸，把它扯碎，一口把火腿三明治吞下。捕食是蜥蜴生命的一部分，我们只看到了它吞下食物的那一刻，以为结果就是全部，却忽略了过程才是它生命意义的所在。猎食就是蜥蜴的优势和美德，如果它没发挥优势和美德，胃口就不会苏醒。动物没有了捕食过程，单纯地给它食物让它完全失去了生命的意义，因此它宁可选择饿死。

研究发现，和幸福感有关的有三个内部因素，除了有品位的生活，还有乐观的信念和生活的意义。我们虽然比蜥蜴复杂，但是我们同样需要做有意义的事情来增加幸福感，这就是人们为什么不能从一本书、一杯咖啡中得到永久的幸福的根本原因。要想得到永久的幸福，你必须要花费一些气力，动用自己的优势，就像攀登高山一样，征服困难。没有痛苦或者艰难就无所谓幸福，这也是人的贱命，不吃苦就没有甜，不受尽折磨就不懂得幸福的可贵。

苏东坡刚被贬谪的时候为什么想不开？我们怎么看他都是一个天生的艺术家，根本不必也不需要从政，照样甚至更能有辉煌的一生。可是他一贯的思路是学而优则仕，他人生最大的意义不是写诗作画，而是要从政治国。所以他最初无法接受朝廷如此轻视他，浪费他超群的能力和见识。一旦贬谪，他的人生就崩坍了，变得毫无意义。当他发现所谓治国必须受制于皇帝，无论满腹经纶也好，才高八斗也罢，你都必须指望于皇帝慧眼识英雄，而皇帝关心的大事可不一定和你努力的方向一致，最最重要的是皇帝不靠谱的多得是，东坡赶上好几个了！既是如此，何不踏踏实实过好自己的人生？东坡想开了。在黄州的那段时间，他的诗赋水平达到了新高，他不是高傲、洋洋得意的大学士了，成熟的自我调侃闪烁的满是大智慧，温暖、亲切、宽容、幽默。

执着京师就更不必要了，不在中心待着其实更自由和实际。在地方上做一些实事，对东坡来说远胜于在京师做官，比起做个外表风光的京官，东坡善良的心对于能让百姓舒服、幸福的实在事情更有兴趣。东坡五十多岁的时候被任命为杭州太守，这个地方的人后来都把东坡当做杭州人，要不是他付出的汗水和心思，人民哪会这么不把他当外人？他在这里所做的一切，把他的真正强项发挥得淋漓尽致，最著名的例子就是对西湖的整顿。

西湖能成为今天风姿绰约的西湖，绝对是因为经过苏式风格的改造。东坡到杭州的时候，发现西湖已经长满了葑草，只剩二分之一了，再这样下去非成垃圾湖不可。如果东坡不是艺术家，他可能不会对西湖有这么大的忧虑和惋惜，他就不会痛心疾首地花这么多心思和精力做出大手笔的工程，不惜被政敌诟病。在他看来，西湖不好，杭州就不好，一荣俱荣，一损俱损。他积极上书太后，种种哀求，种种威胁，说如果不想办法，二十五年后就没有西湖这个概念了，杭州人不止没有风景那么简单，也没有水喝了。他上书的目的就是说服太后务必要马上开浚西湖。东坡这会儿也不缺沟通技巧了，也不是只会霸王硬上弓地讲硬道理了，结果很快就请到了朝廷的同意和专门的款项。他请了几千名工人和船夫，四个月就完成了修湖工程。可是如何安置那些野草和淤泥？艺术家的思维又闪现了光芒，东坡用它们建了一座长堤，横贯南、北岸，遍植柳树，四周种满了荷花。这就是著名的苏堤，堤上面还有拱桥和亭阁，杭州人民当即就把其中一个亭阁做了东坡的生祠，感念他雷霆般的做事节奏和艺术壮举。供得了水，赏得了景，西湖真是淡妆浓抹总相宜了。

作为父母官，东坡还要给百姓断案。有一次一个年轻的商人因债务受审，这孩子说他家以卖扇为生，这个春天连连下雨，大家都不买扇子，结果父亲留下的债务偿还不起了。东坡想了半天，让小伙子把扇子都拿来，然后在扇子上都写上草书，画上怪石，一连画了二十把扇子，然后交给小伙子说，拿去还债吧！有了东坡字画的扇子供不应求，小伙子自然能够还清债务了。他还把办公的地方从市中心挪到饶有诗意的雨奇轩，这轩的名字就来自于他著名的西湖诗句“山色空蒙雨亦奇”。青竹围绕，面朝清溪，浪漫的诗人在如此心旷神怡的环境中高效处理政事。东坡做的这个父母官是不是别有艺术家的风采？也只有他可以把官做成这个范儿。这是东坡牌的太守，实现了一个艺术家为民服务也不委屈自己的最高境界。

“月有阴晴圆缺，人有悲欢离合，此事古难全。但愿人长久，千里共婵娟”（苏东坡《水调歌头》），这首词可以代表东坡的幸福观，有挫折是正常的人生，人生只有走得长久，才能欣赏最瑰丽的景色，赴最美好的未来。

第三部分
若为苏东坡

苏东坡的一生，已经被我们窥探得底儿掉，看起来他已经不再是一个高高在上、圣洁脱俗的完人，金光闪闪只供人膜拜。他是个有血有肉、活生生的人，他也撒娇、痛哭、悲吟、微喜、大笑、调侃、尴尬、希望、感动，在大喜大悲的起伏里，在细微的情感变化中，体会人生的苦辣酸甜。他曾经因为职场斗争郁闷过，也曾经因为兄弟情深感动过；他曾经在妻妾和美女中流连过，也曾经在贫困和失落中挣扎过。这是一个耀眼的明星、卓绝的才子，这也是一个和我们没啥区别的活生生的生命。他的经历确有独一无二的特殊之处，也有放之四海而皆准的普适性。

苏东坡如果活在现代，会有怎样的人生？虽然时代变了，但人性并没有发生太大的变化；我们生存的这个社会改头换面了，却没有动摇根基里的本质。人还是人，江湖还是江湖。江湖的斗争总是如此惨烈，红了樱桃、绿了芭蕉；江湖上的人们，亲亲爱爱、仇仇恨恨永不能停歇，青山依旧在，几度夕阳红。上千年过去，烦扰我们的还不过是职场倾轧、人情冷暖、理想与现实的种种困扰。林语堂曾经说过，东坡是个具有现代精神的古人。东坡的现代性在于他的精神和思想都能历经时代的磨砺而不朽，即便搁在现代也不会被后浪拍倒在沙滩上，默默无名；他的生活方式和理念就更超前于时代；他的那种积极就像皇冠上的夜明珠，让人无法忽视。相信他若生活在百花齐放的今天，依然会如璀璨的明星一样闪烁着耀眼的光芒，而且只会生活得更好。

就在时空中穿越吧，让我们无比喜爱的东坡也来一次这里，真切地生活在我们身边。以下纯属虚构，请勿对号入座。

X　人非金石孰能久：有取舍的幸福路

10.1　东坡肉与西湖颂

某年秋，北京。

傍晚，一对年轻的男女匆匆走在已经略有些秋寒的街头，一边走一边在商量晚上要吃点什么。男孩忽然兴奋地说："要不咱们去吃黄州东坡吧？""你是又想吃东坡肉了吧？"女孩嗔怪地用手指点着男孩的头，男孩不好意思地笑着解释："这天儿吃点东坡肉多温暖人心啊！这个肉可不一般啊，据说这个东坡肉还是诺贝尔文学奖获得者东坡老先生创造出来的呢！他儿子开了这家连锁酒楼，全国好几十家哪！你说一个文学家，咋还能发明食物哪？"两个人笑着闹着，走向附近的一幢建筑，一层雨棚上面的匾额上写着几个醒目烫金的大字："黄州东坡酒楼"。已经是晚饭时间，门口有好多等位的人聚集，年轻男女竟然一点也没有烦躁不安，乖乖地取了号坐下来踏实地等起来。只要一到饭点，这里就需要等位，但这似乎丝毫也拦不住人们对香软肥嫩的东坡肉满心向往的一腔热情。

人是离不了食物的。中国人最爱吃，喜欢花大量的时间、用各种方法烹制菜肴，喜欢聚在一起享用、品味美食。所谓舌尖上的中国——食物在中国人眼里，从来也不只是填饱肚子的东西，更多的是给人带来感官愉悦从而直达内心的重要人生体验。如果说用什么怀念一个中国人最好，那莫过于享用他创制的美食这样实实在在，看得见摸得着。在口齿留香、心满意足中不需要刻意记住他的什么事迹、念及他的什么好儿，但这样的纪念方式却存留在人心，夫复何求！

某年春，杭州。

游人如织，西湖长长的堤岸被密密地缀满了人，老的、少的、男的、女的。水上一只画舫中坐着几个中年男女。工作完成得差不多了，他们忙里偷闲，终于有心情游这名湖。清风荡漾，风光旖旎，有个戴眼镜的男人长长地吸了口气，酝酿了一下，还是觉得那几句最好："水光潋滟晴方好，山色空蒙雨亦奇。欲把西湖比西子，淡妆浓抹总相宜。"好啊！这诗出自著名文学家东坡，自打这首诗出现，它就成了西湖的代言诗，再没人对西湖的描写胜得过它。杭州人在西湖边上特意雕了东坡先生的塑像，还建了东坡现代艺术博物馆，专门感谢这位大文学家。以前东坡经常来喝茶的亭子，也被改名叫“临坡亭”。

“临坡亭”？东坡想起这个名字就忍不住要笑起来。以前他喜欢在那里喝茶，因为坐在亭子里放眼看去，西湖的粼粼碧波、水面的小渔船、远处朦胧的塔和小山真是美极了。那本是一个无名的小亭子，那时的西湖也没有这么多人，他一个人坐在亭子里，就着一壶茶，能悠闲地坐一个下午，所有的烦恼与忧虑都和着湖面清爽的微风消散了。一晃那都是五十多年前的事了，那时东坡一米八十多的大个子，穿着灰色的中山装，在众人中显得鹤立鸡群，不同凡响。可真是英姿飒爽、风华正茂的年代啊！

然而，世事难料，离开政治中心，到杭州当市长是东坡自己要求的，这个地方能让他心灵平静。他踏踏实实地办了两家综合医院，建了妇女儿童保护所，整顿了西湖，兴修了水利，实实在在地做了好多利民的事儿。杭州早已不像宋人笔下的大家闺秀，反而带点灰扑扑的破落贵族相。东坡看着就心疼不已，在他富有艺术气质的大手一挥中，杭州重又一点一点恢复优雅迷人。开始杭州人还担心他过于文艺，后来才发现他很实干而且还比一般的市长更风雅，他让杭州又找回曾经辉煌时天堂般的梦幻气质。杭州人又可以骄傲起来，他们能不感激吗？都说他就是杭州本帮人呢！大凡好一点的楼堂，一定要沾上东坡的名头，表达他们对这个市长全心全意的爱戴之意。

可是这些命名被添油加醋地传了出去，有些人颇不满意，说他搞个人崇拜，而且把他在西湖修堤的事，定义为浪费国家资产，大搞政绩工程。接着，狠狠整他的机会就如那些人所愿地来了。他在“人有多大胆，地有多大产”的活动中，看着百姓因为要交这么多粮，没吃没穿的惨样，坐立不安了。他认了好几个农民师傅，认真学习、精心伺候了一片试验田，最后其产量已经远远高过一般的田了，但离上头要求的那种产量还差着十万八千里。他大胆给上头写了一封信，如实地反映了情况，说这个活动是不合理的，这样下去会把老百姓逼死。一直得不到回音，他以为分量还不够，又再次大笔一挥，毫不客气地把这个轰轰烈烈的活动说成“痴人说梦”，还写了首反讽的诗。结果他被专门成立的审查组拘去审了两天两夜，把他写的所有的文字都查了个底儿掉，幸好上头认为他不过一介耿直书生，不会真做出什么大逆不道的事儿。上头惜他是一个人才，最后并没有狠狠整他，只是把他调离杭州、下放黄州了。他发现自己才是痴人哩！最好笑的事是这次来黄州，真有一块薄田给他，让他可以过足农民瘾了。

开始他还慨叹世事弄人，自己空有报国大志而无门，眼看着某些跳梁小丑活跃在高高的上面，出一些乌七八糟的主意把国家折腾到这个份上。很多有思想的同道都被打入监狱折磨得非死即伤，他的心里着实不好过，想不开。可他不是停下来思考就不过日子的人，黄州一样有风景，有可爱的人。天涯何处无芳草？东坡生在文学世家，他的手指笔直修长，从来都是用来写诗画画的。可如今不自己拿起锄头种田，怎么养得起一家人？要想吃饭就只有依靠自己一双拿笔的手和这一块薄田了。好在以前积累了些经验，他笑自己早为将来当农民挖好了坑，如今只有往下跳了。

黄州不止地里有菜，还盛产肥猪，所以这里的猪肉很便宜。东坡在杭州练就的烧红烧肉的本领，在这得以发扬光大，他研制的红烧肉也正式被叫作东坡肉，后来儿子开的酒楼就叫黄州东坡酒楼，也正是为了纪念东坡这段曾经落魄的经历。别人只知道随便吃肉，唯有东坡精心炮制猪肉，仔细品味肉香，还写了篇《猪肉颂》。

冬天，天降大雪。东坡看着白茫茫的大雪覆盖下的白皑皑大地，忽发奇想。家里临时住的小房子又破又烂，何不就在这再修一座新房？农民的好处，是自己有一片地，想盖房、想种地自己说了算。房子很快在大家的帮助下盖好了，东坡给这临着小土坡的房子起名叫东坡雪堂，还兴致勃勃地在墙壁上画了很多梅花和竹子。这是他第一次展露与建筑有关的才能，日后他成了多家连锁酒店的名誉董事长，其实就是从这小小的雪堂起步的。农民们都惊呆了，生活了这么久都不知道祖祖辈辈住的这小地方原来也可以盖得出这么有情调的房子，这位混在普通人之中的大才子，不仅会编歌谣、吟诗、盖别墅，原来画也画得这么好！村里以后的红白喜事，都少不了东坡的赞助，舞个文弄个墨画幅画啥的。乡下人没有钱，就备上一壶薄酒谢他，众人都发现这位大才子喝一点酒就醉，醉了吟诗作画格外的好，都忍俊不禁笑个不停。所有人都爱他像个孩子一样的天真质朴可爱，没人再觉得他不像个土生土长的本地人了。

10.2 诺贝尔与悦坡庄

临坡亭的钟声又隔着水面传了过来，格外悠扬。东坡忍不住闭上眼睛，伸开双腿躺倒在竹藤椅上，全身的每一个毛孔都张开了。他一辈子喜欢听这些悦耳的声音，四十年前因为钟声还莫名其妙引来一场灾祸，如今可以没有任何顾虑、自由自在地享受着天籁之音了，它就像当年小儿子们的读书声一样美妙。

“坡公，又在听钟声？”随着婉转的话音出现的，是一个年轻端庄的女子。她手里端着一碗热气腾腾的绿茶盈盈地走了进来。东坡睁开眼睛看着眼前的女子，满眼的温柔，不由得又想起和她的初见。那年的作家协会年会，请到了已经八十岁的大文豪苏东坡，大家不知有多荣幸。东坡看着年轻的孩子们，兴致大发，把自己练了多年的瑜伽展示起来。鹤发童颜、满面红光的东坡像个道家仙人一般，还没注意到人群中一双晶莹的大眼睛崇拜地盯着自己，视线始终不离。

后来的座谈中，东坡和大家开玩笑，问，你们知道我这肚皮里装的都是什么？年轻人都笑，有猜人生智慧的，有说锦绣文章的，都是些空泛的溢美之辞，东坡一概笑着摇头。当所有声音都沉静下来的时候，忽然一个清脆的声音答道：“大文豪的肚子里，装的都是不合时宜。”所有人都一愣，东坡却放声大笑。可不真是吗？如果合了时宜，他早可以高官得做，不会常年生活在穷乡僻壤；如果合了时宜，既然生活在穷乡僻壤，就该像个农民一样看天吃饭，他不会获得诺贝尔奖；如果合了时宜，既然已经获得诺贝尔奖，他早就该把人生写成一部小说四处宣讲，不会每日以瑜伽养生、顺便在这里给一群年轻人比划……他东坡的人生，可不就是不合了他人的时宜，只对自己的时宜吗？

东坡顺着声音找到了这对晶莹的大眼睛，想不到如此了解自己的竟是个二十多岁的年轻姑娘！这姑娘就是初涉文坛的王朝云，后来她做了东坡的关门弟子，再后来就成了东坡的妻子。一个八十二，一个二十八，世人对这段老少配都很不看好，说什么难听话的都有。也就是东坡，他这一辈子从来少不了人言，如果谁的话都听，他早被唾沫淹死了。人生得一知己何难，结婚不过是让二人有了更多朝夕相对的机会而已。其实东坡早就戒了床笫之欢，朝云也愿意配合他，两个人潜心修佛，每天有说不完的话。这怕是又不合时宜了。

正想着，朝云递过来一张报纸，用手指了一下头条。东坡定睛一看，报纸上登着：章惇被堂叔的儿媳妇也就是他那妖娆的情妇揭发，说他贪污了好几千万，如何如何。上个月是吕惠卿，这些曾经整过自己的人都落马了。当初他们曾经共事过，章惇年龄比东坡小，不过这并不影响两人成为好朋友。章惇一直有股子狠劲儿，做啥都一条道走到黑，从不怕吃苦也不肯放弃，眼睛只盯着权力。这也难怪他，小时候连衣服也穿不上，家里穷怕了，更别提有什么背景可以支持他了，除了出人头地他想不出要怎么改变这一切。东坡开始注意不到这些，看他热情机灵，一见就非常投契，两人经常一起游山玩水。那时候王弗还活着，总提醒他要注意章惇，说他早晚要害东坡。直到他被突然从黄州改派海南，完全不知道为啥的时候，才听说就是因为自己听钟声写了首诗稍微表达了一下小惬意的心情，章惇听到了就非常不痛快，本以为他被下放还不得五脊六兽、痛苦万分，岂知还这么美滋滋的?! 结果大笔一挥一纸调令下来，美其名曰让他发挥更大能量、带动当时落后的海南经济发展，他就被再次贬到一个离家如此之远的贫瘠之地。他这才恍然大悟般想起王弗的话。

如今的海南已经成为旅游胜地，她骄人的风采早不是东坡被流放那会儿众人眼中的模样，丑小鸭变天鹅了。东坡的家族企业、高级连锁酒店悦坡庄的处女秀就选在了海南，这是后话。

他刚到海南的时候，那里经济确实落后，气候也不好，不过胜在自然景色优美。那么长的海岸线，沙子是白白的、细细的，和北方的海绝不相同，如果说北方的海像冷艳不可方物的高傲女子，让你惊叹其美的时候不由得想倒吸一口凉气，那这海南的海就像天真热情的年轻辣妹，毫无拘束地来到你身边挽起你的胳膊，让你想光着脚丫去踩那些白滑的细沙。所以东坡一来到这里，就忘记了生活条件的艰苦，完全沉浸在了这优美的天海之中。他在海边的棕榈树下拍了写意的照片，还赋诗一首寄给肯定会为他担心的弟弟，逗得弟弟看了照片后不由展开了紧锁的眉头微微一笑。

这么好的环境浪费实在可惜，东坡的建筑天赋又冒头了。开始他用木板在海边架起一座别致的木屋，整天在里头喝茶看海。后来老友给他请了一块更大的村子里荒芜的土地，他便每日在那地里琢磨，画出了一张详细的规划图，把那块地分成几个区域，开始逐个整修起来。先建了菜园，恢复农民本行，自产自销，解决饮食问题；接着建了一个大些的堂屋，用来自住，接着又把亭台楼阁一个一个建起来；然后是园林。他就地取材，用的都是当地的木头、草和石头。用了差不多五年的时间，他把一块空地变成了一个简朴的园林式建筑群。他的朋友都爱流连在这里，说想不到海南这种地方还能有如此美的庭院。这就是后来连锁酒店悦坡庄的原型。

悦坡庄并没有迪拜七星酒店的金碧辉煌、贴金戴银，建筑风格朴素大方，却以价格昂贵著称。只要开一家新店，粉丝们就立刻从世界各地跑来尝鲜。原因主要有四：(1) 悦坡庄的选景都非常讲究，必然要在自然景色极其优美之地。比如三亚、香格里拉。(2) 所有的悦坡庄本身也景色优美，必有个巨大的园林式庭院，房间都是一层的，和室外优美的环境自然地融为一体。来到这里，就有种融入大自然的放松之感。(3) 悦坡庄的饮食都是自己开辟的庭院里出产的，数量有限但是非常新鲜绿色，每天的菜谱有限但是精心炮制，鼓励客人放弃暴饮暴食，但是品味舌尖上的美味食不厌精。(4) 所有悦坡庄里陈列的艺术品，绘画、楹联、雕塑，都是出自现代艺术大师东坡之手的真迹或仿制品。东坡的作品现在可是千金难求的珍品哪！

对于悦坡庄的贵客来说，最不明所以的就是为何自己只要一进来这里就有种毛孔张开、发自肺腑的愉悦之情，远离尘世喧嚣的平静之感，有谁能知道这都是东坡人生经历的浓缩啊！东坡这几十年的智慧早都渗透在酒店里的一花一木之中了！食物无论何时都能给人以享受，抛却被过剩的大鱼大肉浸染的味觉，才能感到自然的健康和鲜美。政治上遭到百般的排挤，人被多次送到这些远离繁华都市的地方，如果不是欣赏着自然景色，自己种地、写诗、画画，还完成了最后获奖的小说，东坡何以应对这生活的磨难？

当初得知自己获得诺贝尔文学奖，东坡还真有点意外，他不过是把这些年在底层聊天听到的那些故事写成了书。那时候，日子很长，他经常在村边的大树下，抓住村人让他们给他讲故事。村人都不好意思地笑，说我们怎么能给大文豪讲故事？我们啥也不懂啊！架不住他一再要求，一个牵着牛的老人，满脸都是深深的皱纹，慢悠悠地讲了他一生的故事。这人以前家里还是财主呢！如今家人都已走在他前面，只剩下一头老牛与他相伴。在这人生故事里蕴藏的深深智慧，终于打动了诺贝尔文学奖的评委。这再一次证明了人性永远是最真的通行证，是能跨越一切的。

他没想过自己会获奖。在最初的人生设计里，他大概本来想为黎民百姓的生计殚精竭虑的。怎奈世事弄人，在仕途上他完全像坐过山车一样，呼啸而上又急冲直下。如果他抱定仕途不撒手，他的人生会怎样？像夸父追日一样，为一个不现实的目标玩命狂奔直至把自己葬送？他还有闲情逸致去赏花观景、品味美食、锻炼养生、琴棋书画吗？他还是今日赢得世界尊重的风姿卓绝、成熟圆润的东坡吗？

如今，新上任的领导请他去任职，东坡婉言谢绝了。经历了五代领导人，他也算元老了，就连曾经要一心立国安邦平天下的大理想都可以释怀，地位尊卑、是非功过就更无足挂齿，何必一定要老凤发一声，还不如放年轻人去一搏。他现在过的日子不知多惬意，即便不算自己最初的本意，但却是自己想要的。一个成功企业家有谁可以获得诺贝尔文学奖？一个潇洒艺术家又有谁可以成功拥有这么多企业？

电视台好几次邀请东坡去讲自创的坡式养生法，因为大家知道这养生法里融汇了佛家、道家、心理学思想，有美食、营养、瑜伽、养生、艺术等等相关的内容，包罗万象、符合时代要求也符合媒体的需要，慕名想了解的人很多，不过东坡一直没有答应。

今天刚在新闻里看到一个小伙子因为一点小矛盾就把家里好几口人都杀了，东坡震惊了，生命就这么不值得珍惜吗？这么多火爆的年轻人，知道幸福的根本是拥有一个好的心态吗？东坡不禁想也许真该去讲讲，起码自己的一生曾经遭受的磨难，应该可以让他们觉得眼下这点困难不算什么吧？

磨难都已过去，在这明媚的春天里，有朝云相伴，听着美妙的钟声，章惇之类的再不能打扰自己，生活如此平静安逸还真有点不习惯哪。轻轻笑问，东坡，你幸福吗？

后　记

写苏东坡源于我的毕业论文——一篇分析苏东坡积极心理的文章，写完了论文总觉得意犹未尽，还有很多话没有说透，于是又萌生了写书的想法。谁知老毛病又犯了，思想行千里，双脚还一步未动，这一耽搁就是以年计。又一个春天来了，那些破土而出的嫩芽，那些不甘寂寞的鲜花，带着勃勃生机提醒着我，这难道是你愿意耽搁的事儿吗？

他就在那儿，总是那样鲜活地存在着。虽然隔着这么远的距离，还是那般亲切，热乎乎的。一个人身上最可贵的，不就是这种活得带劲儿的精气神儿吗？看着这样的人，你觉得不好好活都对不起自己，他能带动你也高高兴兴、兴致勃勃地做一点啥。

每个人的人生都会面临各种问题，这都不算事，关键是你要怎么面对它们。在写一个古代朋友的人生时，那不时闪烁出的智慧之光，像一道道闪电劈开了我充满能量的心灵角落。这碰撞的火花，让我真切地体会到了积极的意义、幸福的滋味。

真的感谢引我走近东坡的导师——刘翔平先生。他把积极心理学带入中国的大学校园，也把苏东坡带入我的视线和生活。

强烈建议大家都走近积极心理学，走近苏东坡，可以毫不客气地说，凡是研究积极心理学的人，都有大大的机会让自己的人生更加精彩和幸福。

我还想把这本书送给我的儿子，他的人生才刚刚开始，美好在向他召唤，这个时候最需要一个好榜样。我想让他知道，一个人是可以这样积极生动地活着的。每个人都能够通过努力改变自己的人生，让它更为精彩和热烈；开放自己的心灵，去追求一切美好的事物，不要被困难吓倒，要像东坡那样面对痛苦和挫折，积极地生活，没有谁是可以被自己以外的人或事打倒的。我希望他开开心心地幸福着。

儿子的爷爷奶奶、姥爷姥姥都是已经退休的大学教授。在这个现实的社会里，他们一直带着知识分子的古风，对于我写书的事情格外支持，从不因为耽误了其他事情而埋怨我，一切都为这件事让位，让我非常有压力和动力。由于逐渐高龄，病痛已经开始悄悄地折磨他们，希望打不倒的东坡也能给他们一丝慰藉，为晚年生活带来更多的乐观和希望。

最后，也把这本书送给一直支持我的朋友们、同学们。漫漫人生路，愿彼此相携、相依、相伴。

李　锦

2014 年 4 月 27 日